スヌーズレンを利用しよう!

資格がなくても簡単にできる

河本佳子 編著 komoto yoshiko

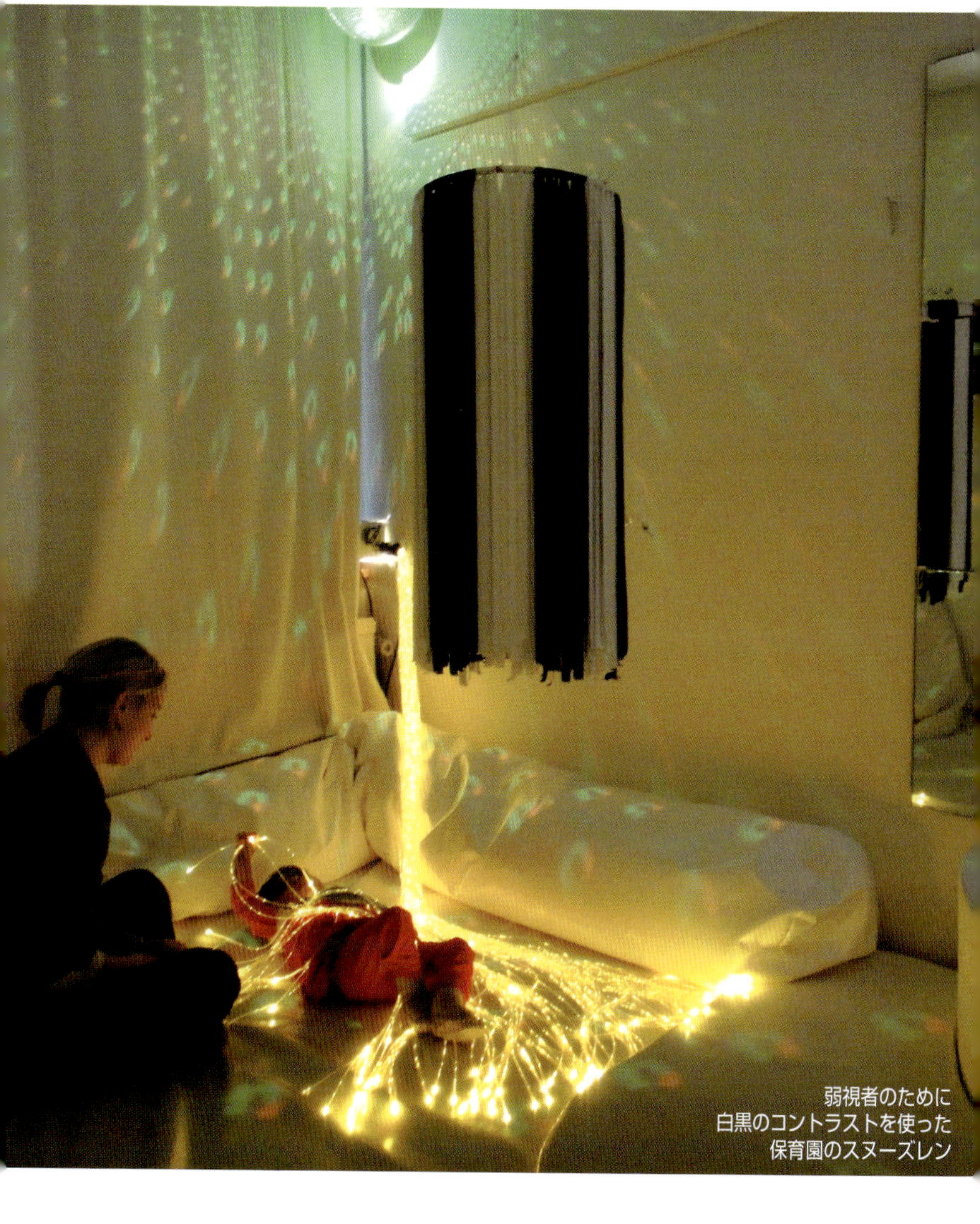

弱視者のために
白黒のコントラストを使った
保育園のスヌーズレン

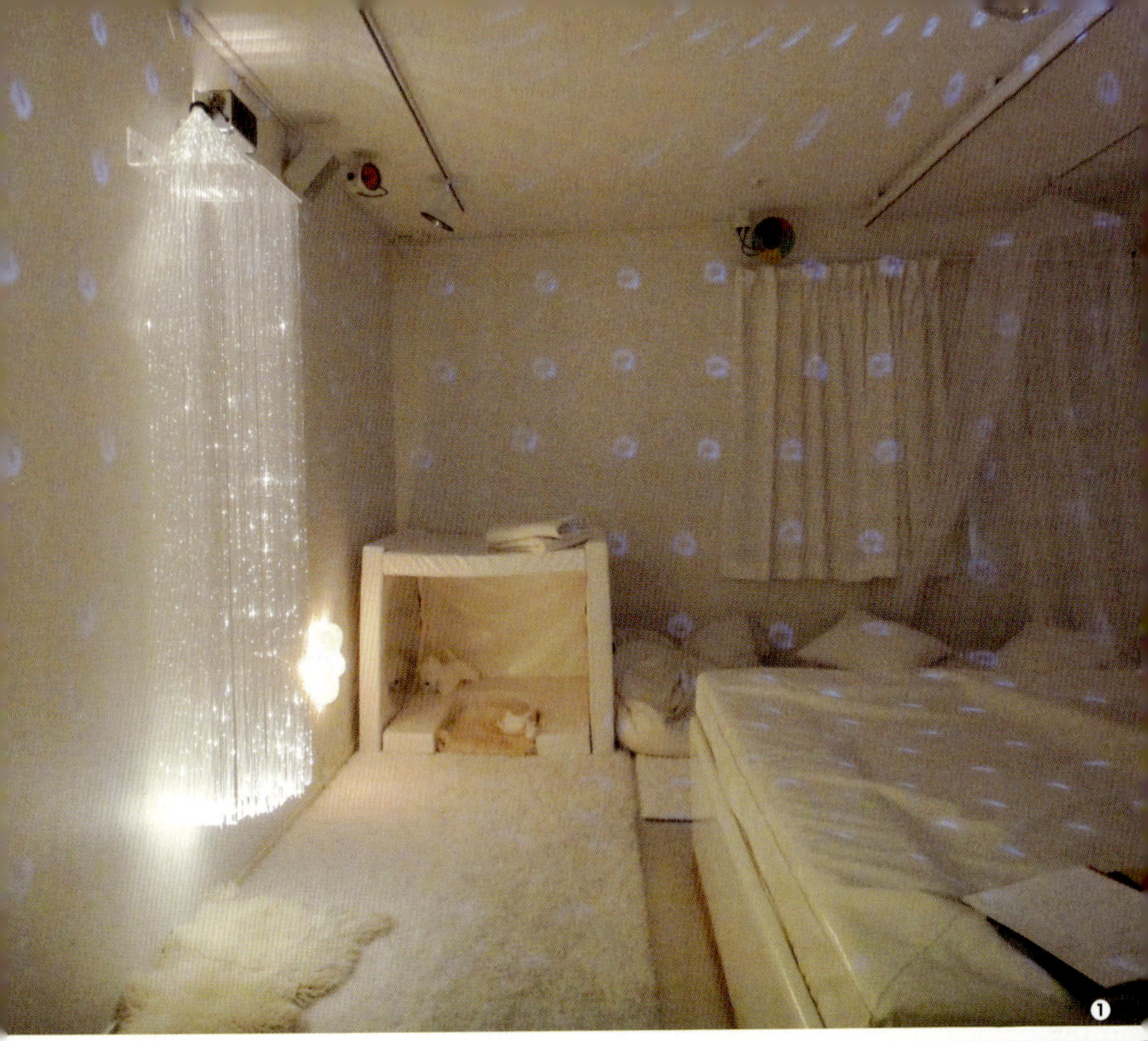

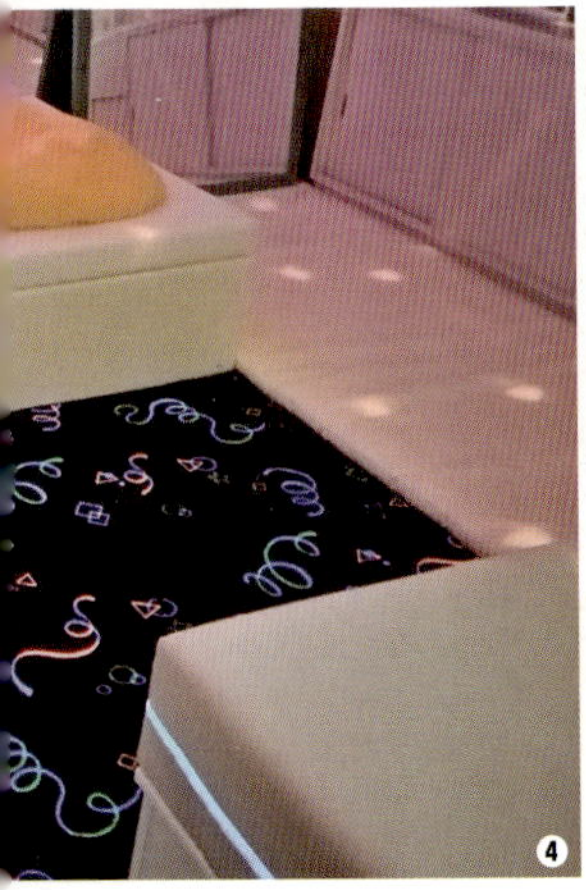

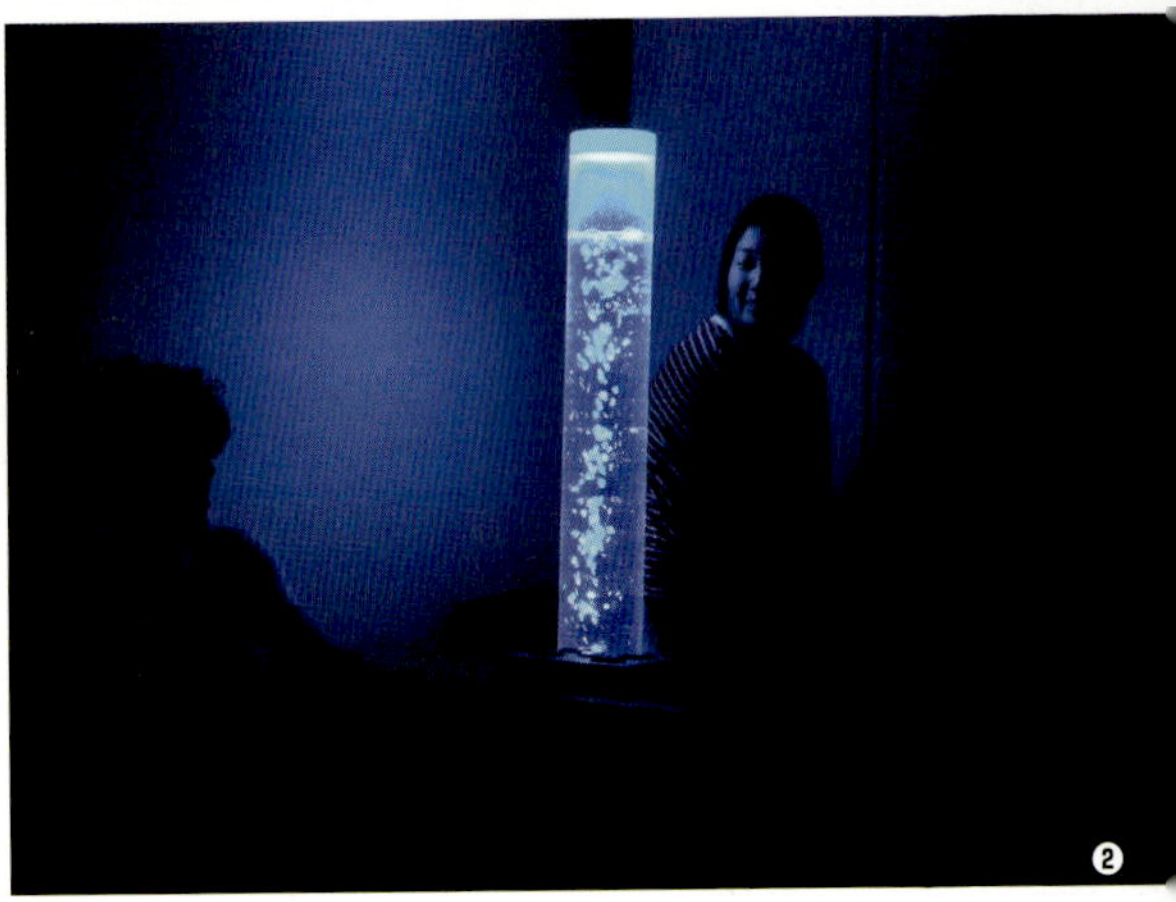

❶うずくまって落ち着けるホワイトルーム
❷淡い光の中で寛ぐカップル
❸ドリームセンター一条（栃木県）のホワイトルーム（写真提供：コス・インターナショナル）

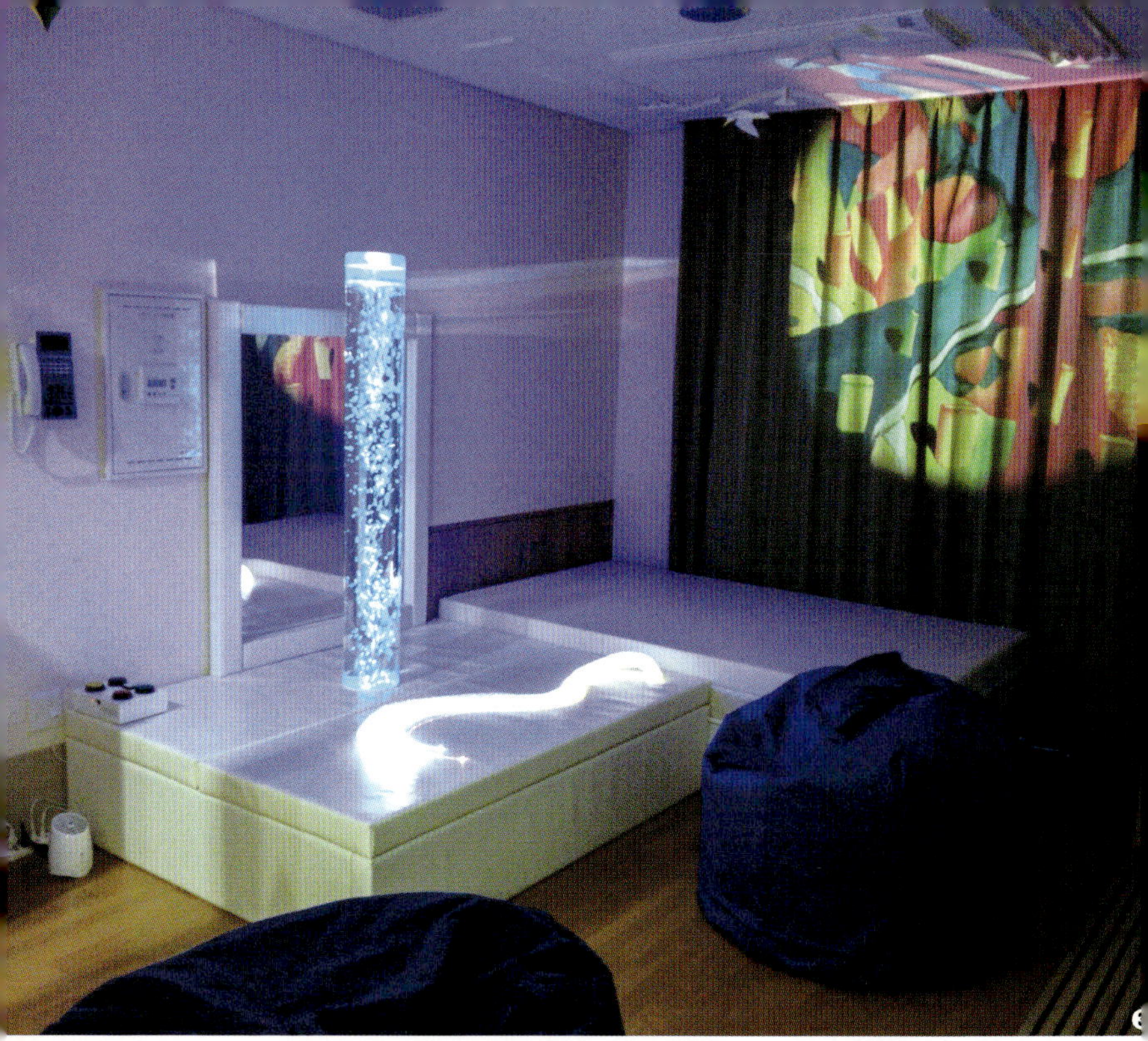

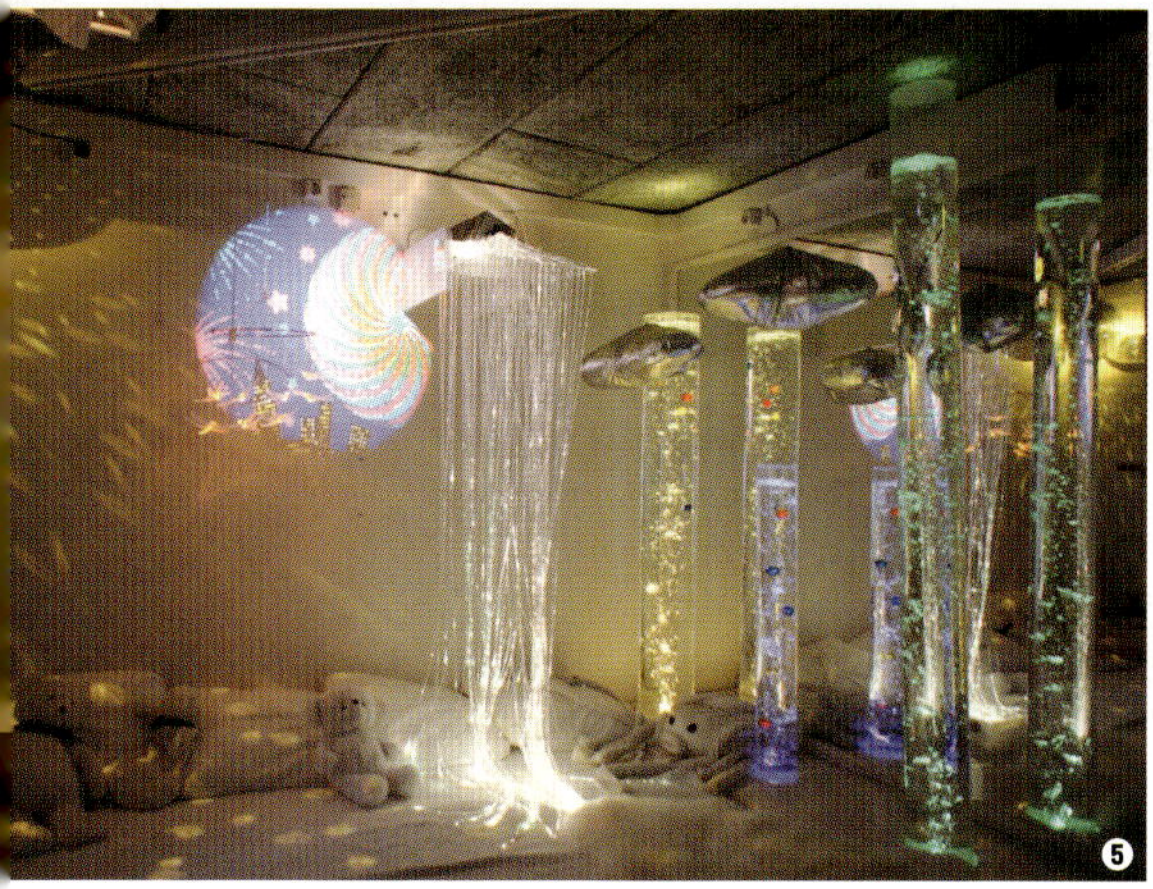

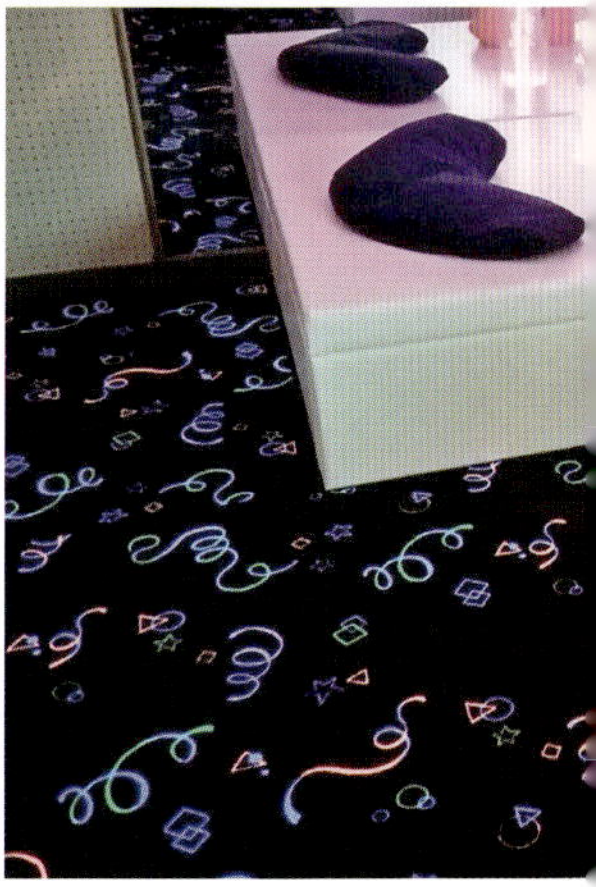

❹加古川市立つつじ園（兵庫県）に敷かれた蛍光カーペット（写真提供：コス・インターナショナル）
❺バブルチューブを利用した異次元の空間

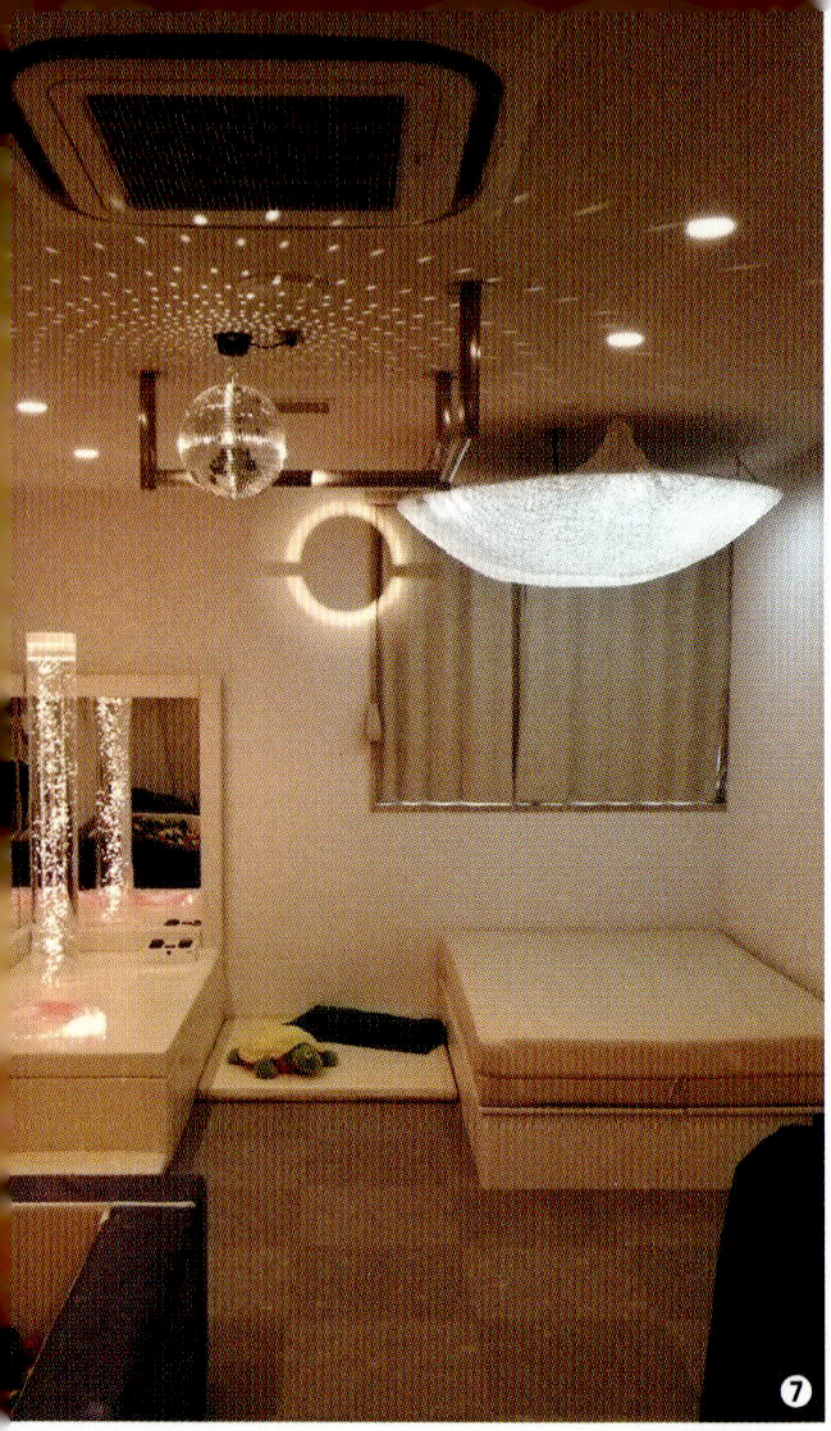
❼

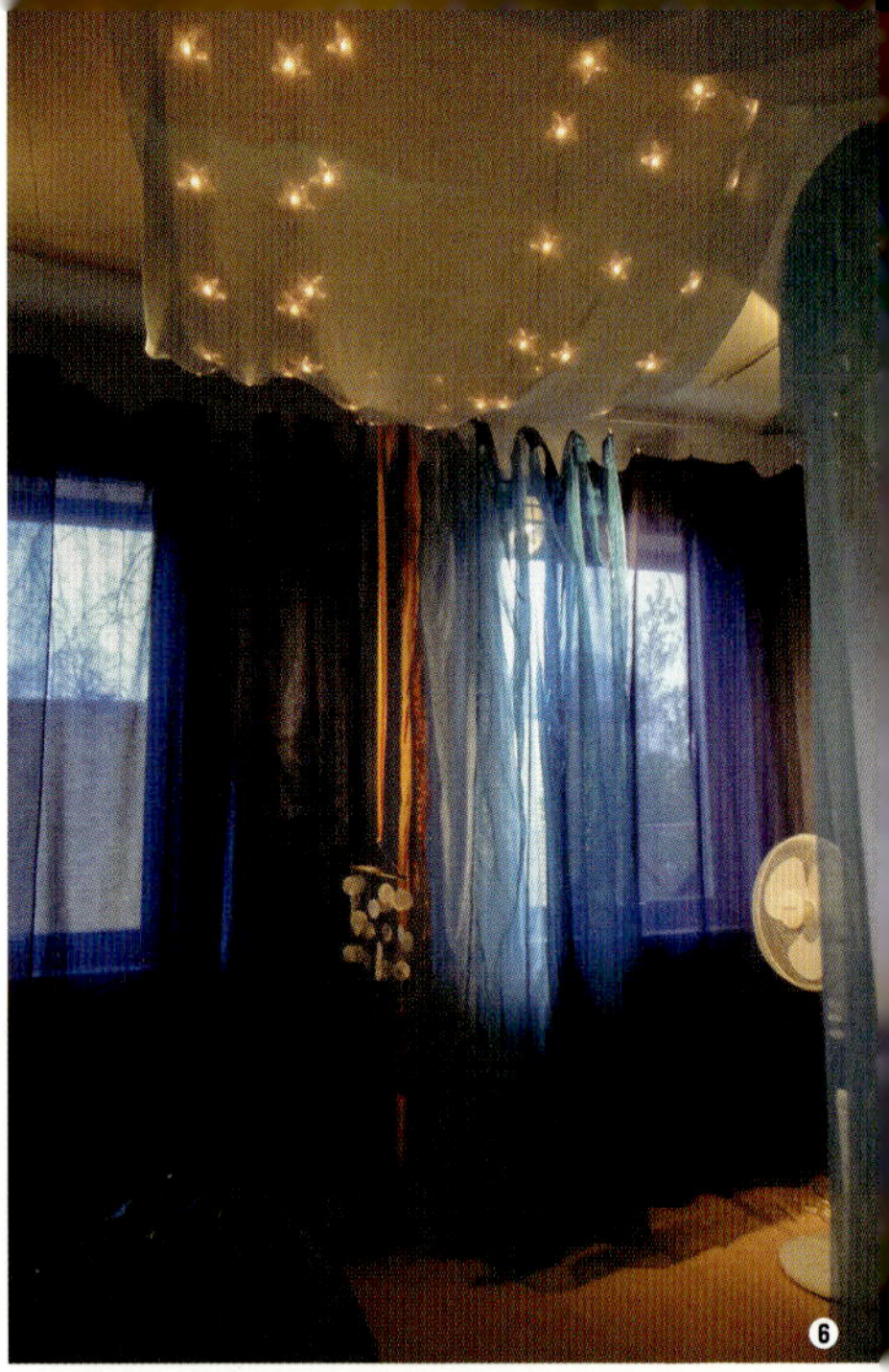
❻

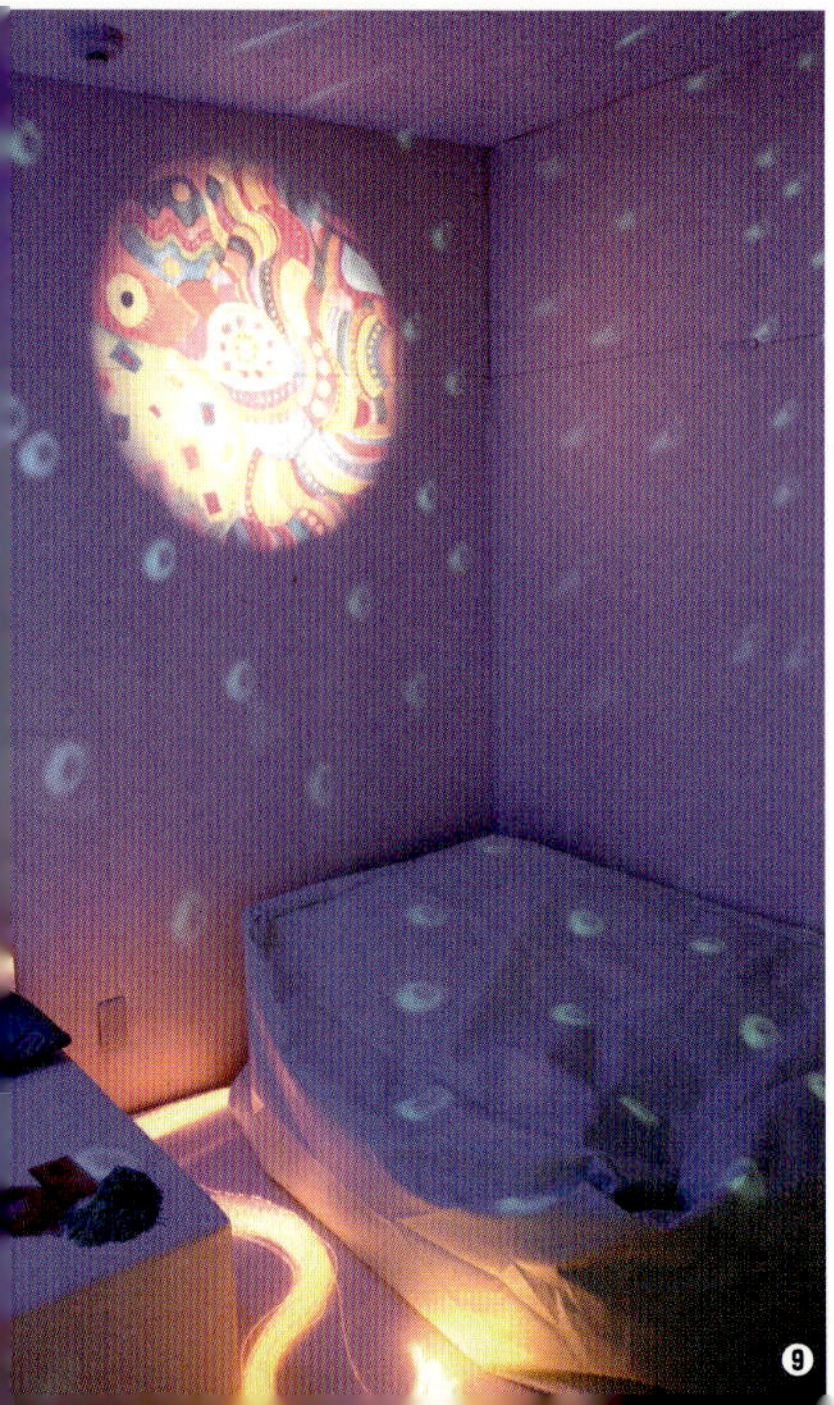
❾

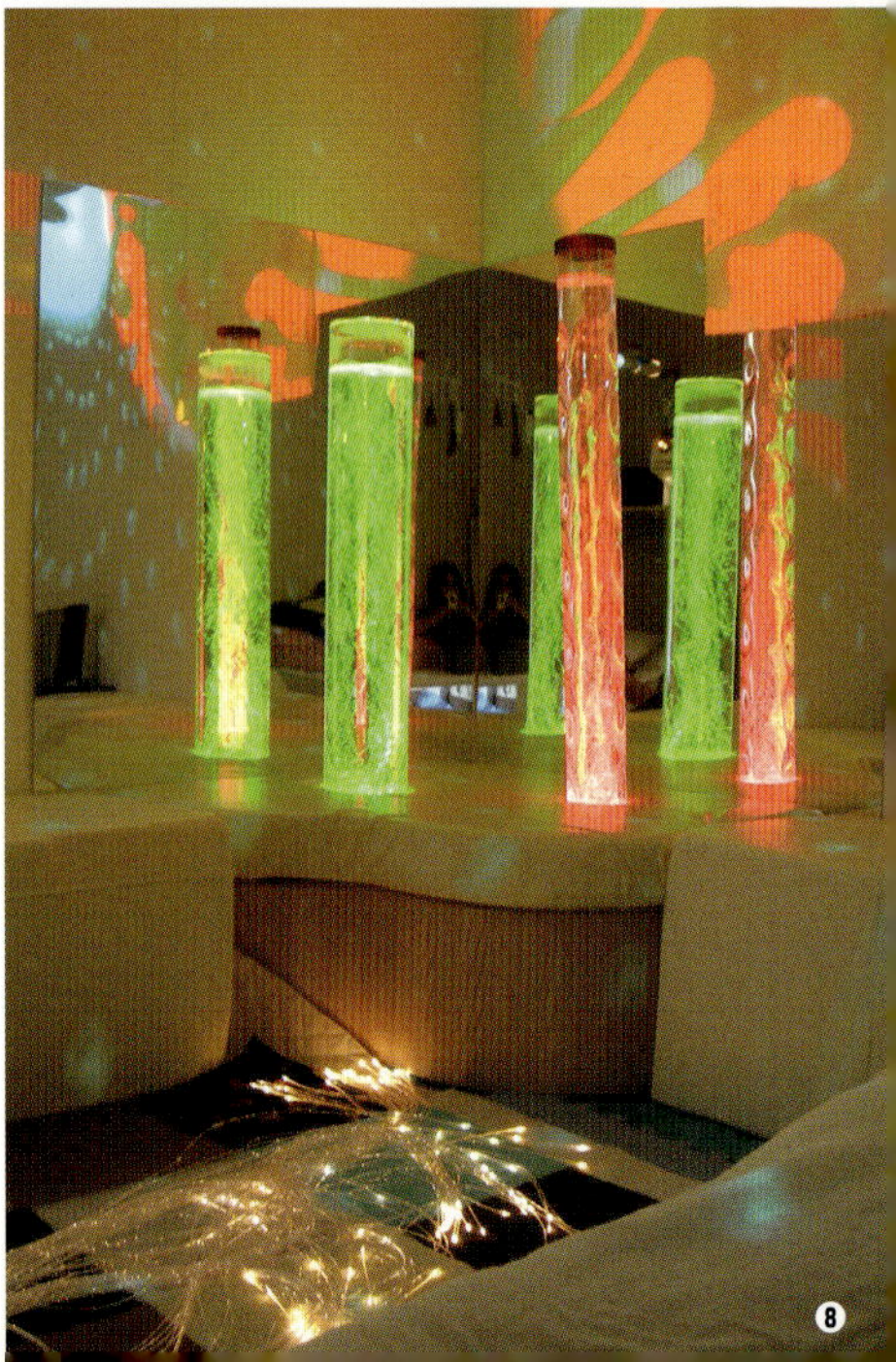
❽

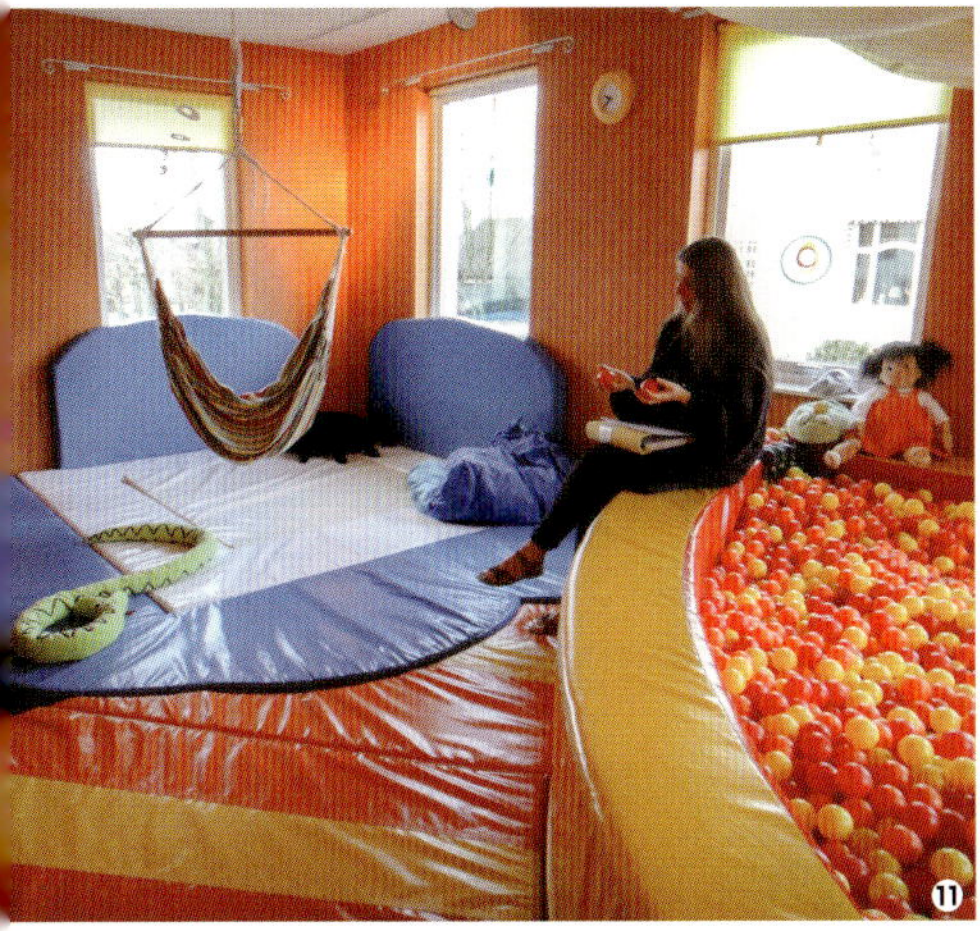

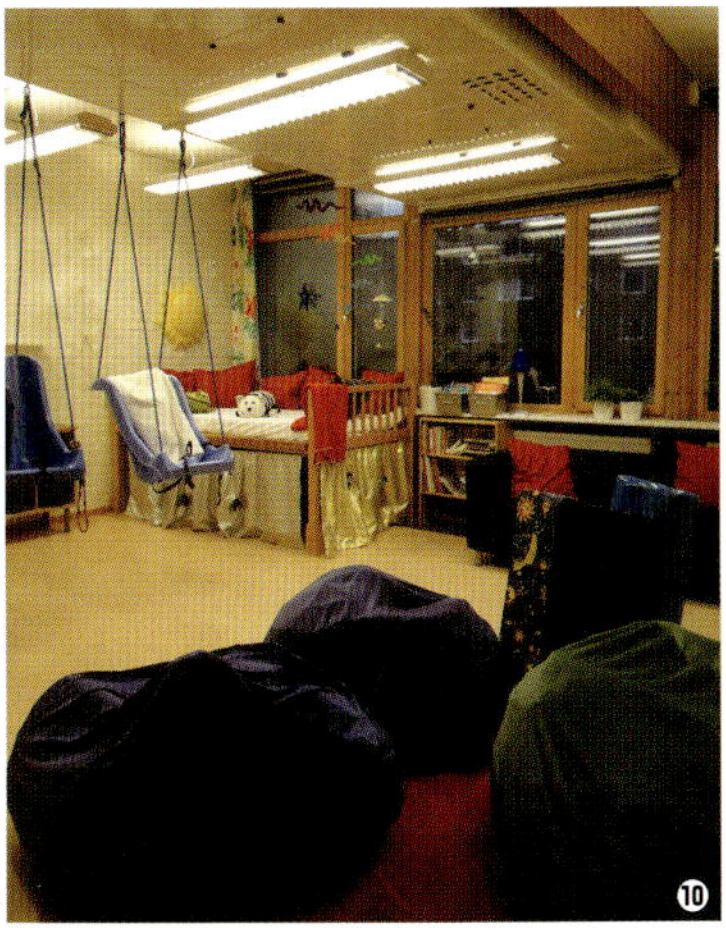

❻青いカーテン越しの陽光を利用したスヌーズレン
❼川崎市南部地域療育センター（神奈川県）のホワイトルーム（写真提供：コス・インターナショナル）
❽光の色で印象が異なる
❾ヴァンサンクの郷（大阪府）のホワイトルーム（写真提供：コス・インターナショナル）
❿重度の障がい児も楽しめる空間（学童保育）
⓫多彩な活動ができるアクティビティルーム
⓬ブラックルームを兼ねたアクティビティルーム

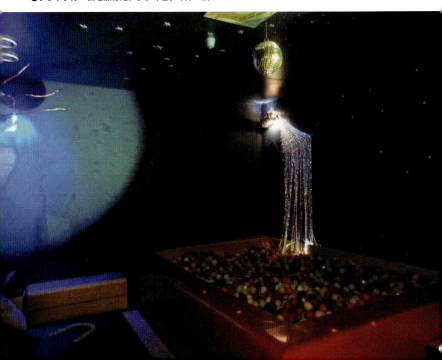

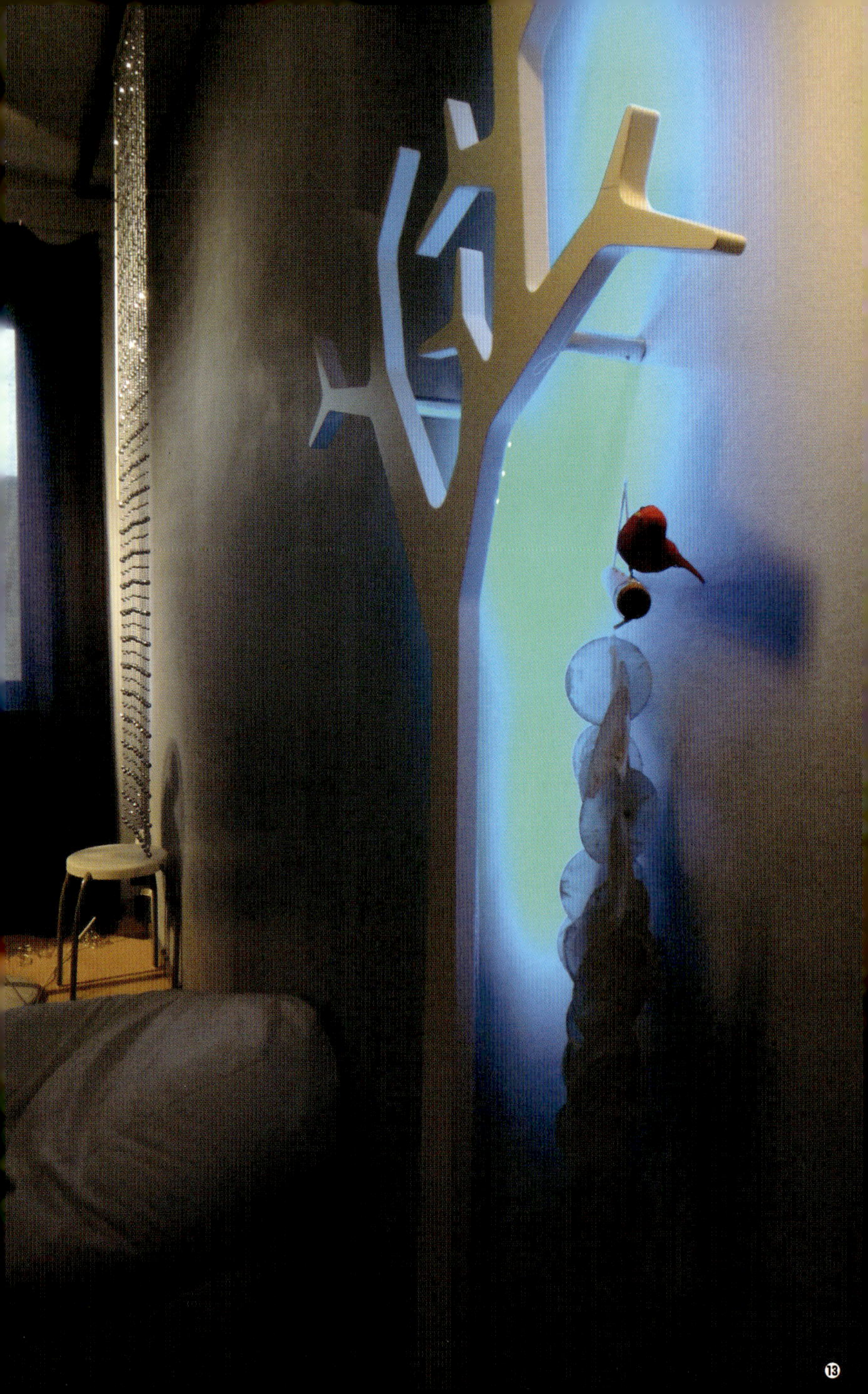

⑬

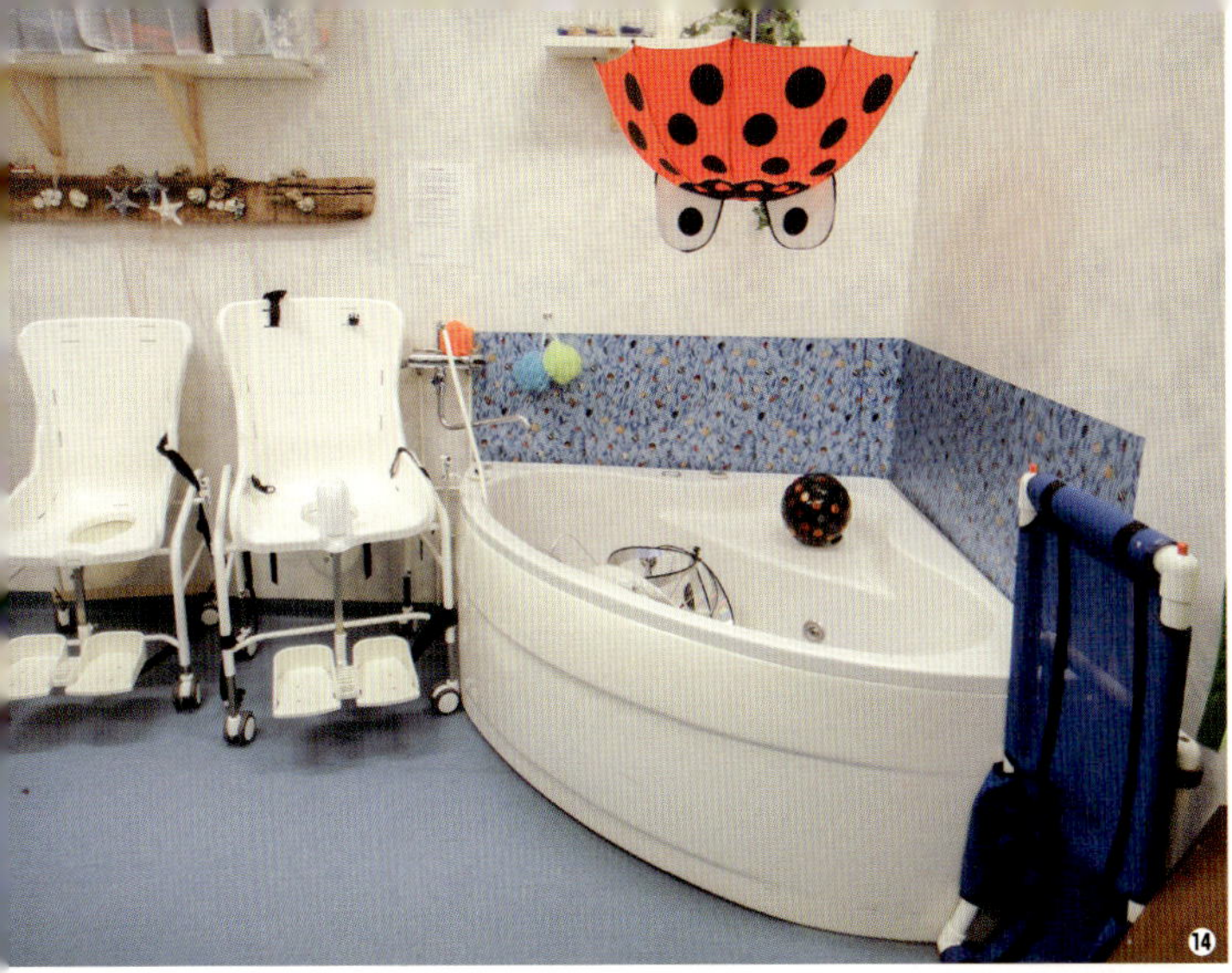

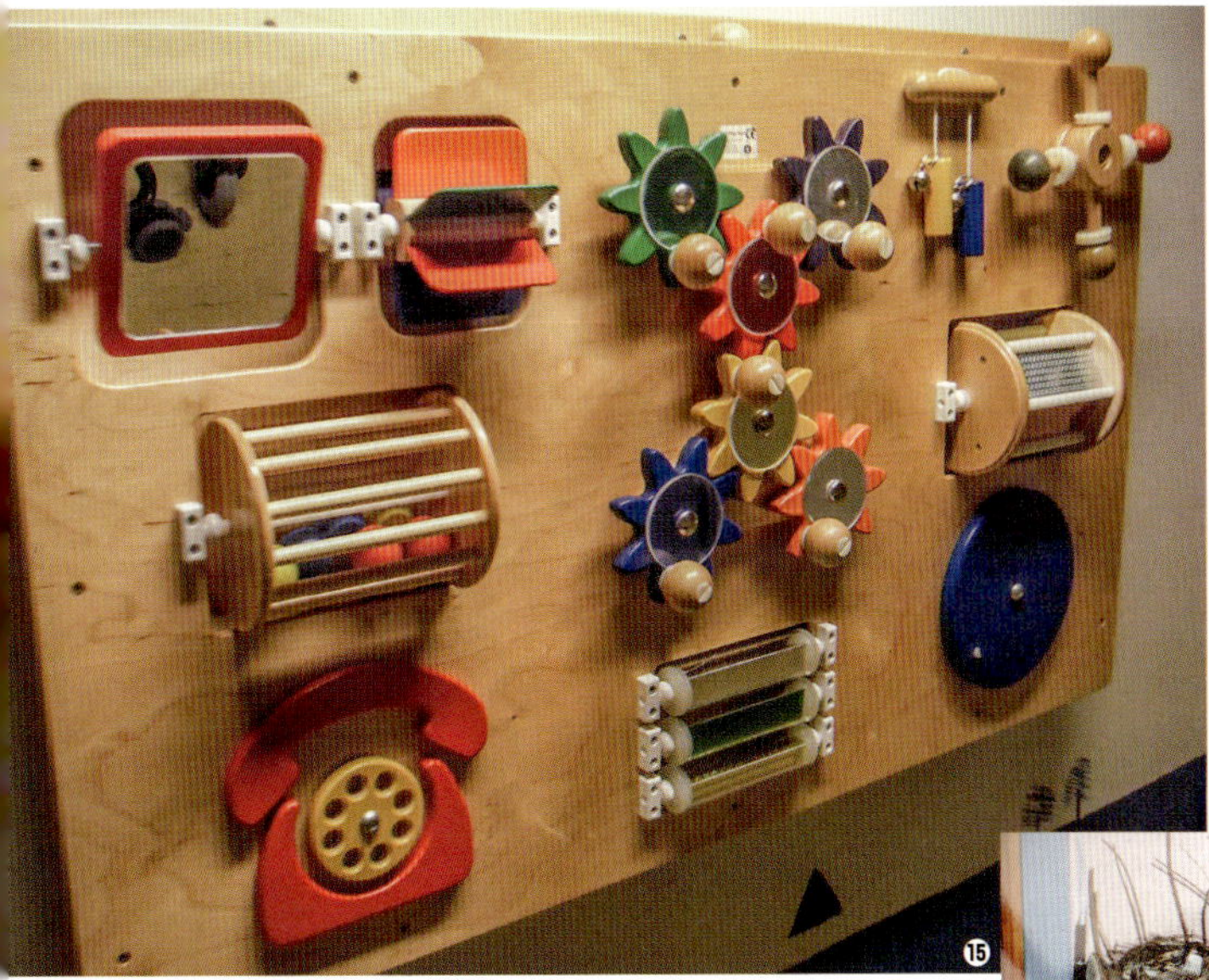

⑬暗影に放つ美しい光
⑭天井からのテントウ虫が印象的なジャグジー（学童保育）
⑮興味をそそる感覚刺激。触ると動き、音が出る
⑯つい触りたくなる流木のアート

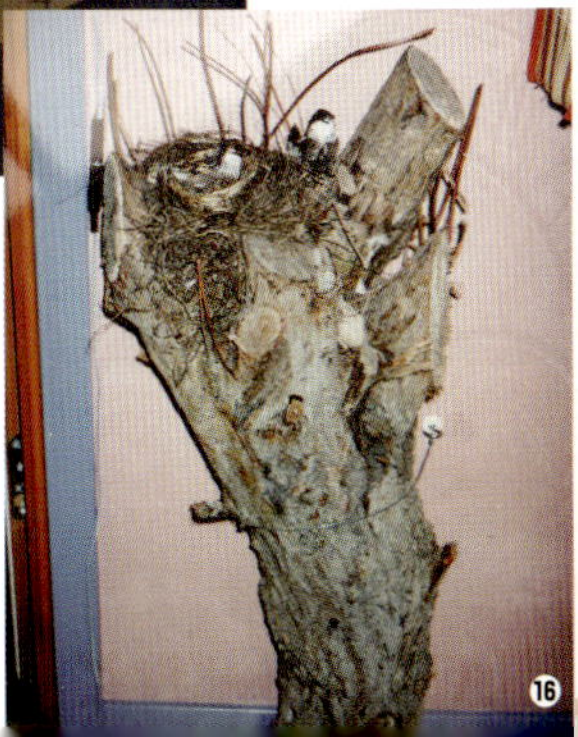

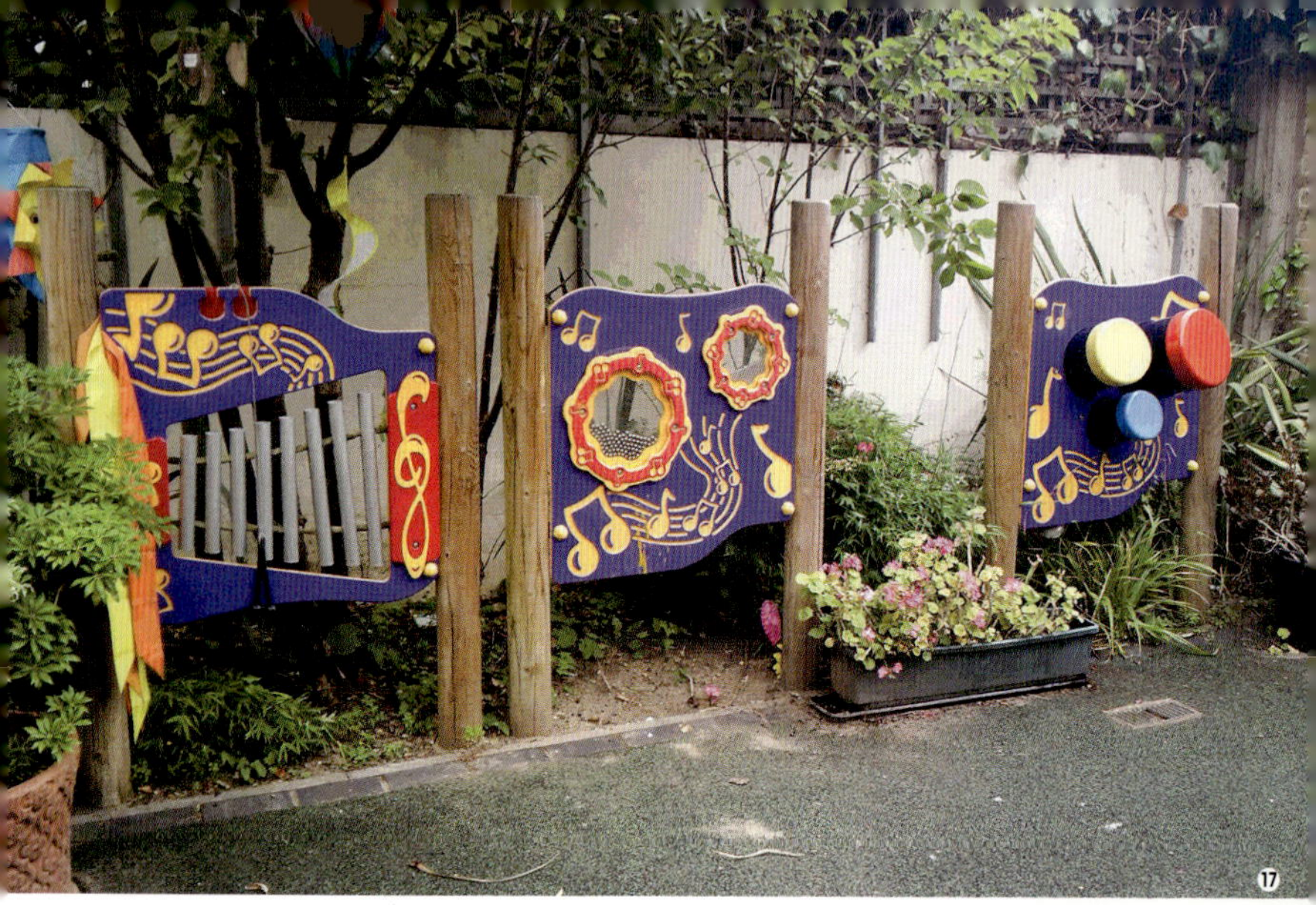

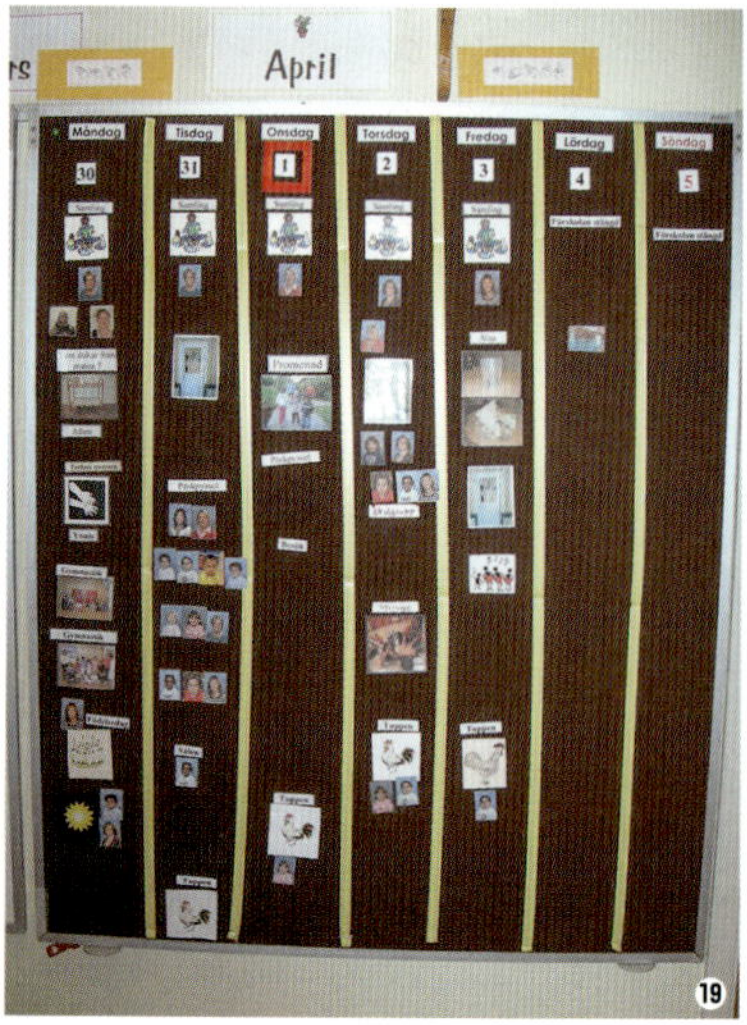

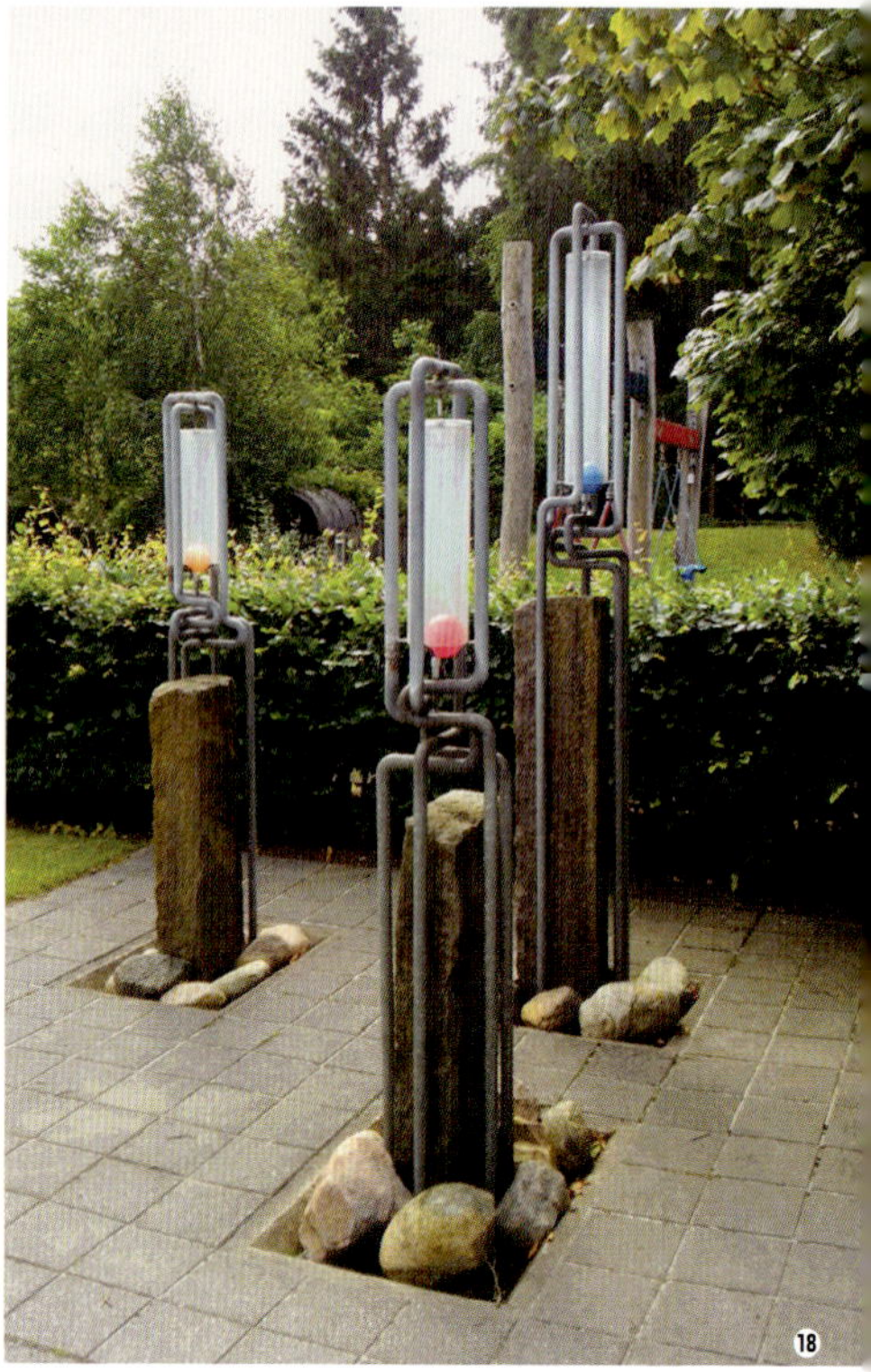

⓱ハーベンセンター（イギリス）の庭にあるスヌーズレン（写真提供：コス・インターナショナル）
⓲ソルボ・スヌーズレンハウス（デンマーク）の庭にも設置されている（写真提供：コス・インターナショナル）
⓳ひと目で分かる日課表

はじめに

二〇〇三年五月、私は『スウェーデンのスヌーズレン』という本を著した。そのサブタイトルは「世界で活用されている障害者や高齢者のための環境設定法」となっている。これ以後、多少なりとも「スヌーズレン」という言葉が日本で市民権を得たと自負しているが、まだまだ一般性をもった言葉にはなっていないと思われるので、ここで改めて、引用する形でその定義を説明しておこう。

「スヌーズレン（Snoezelen）」、これはもともとオランダ語の合成語で、香りを嗅ぐ「スヌーフェレン（Schnüffelen）」という言葉と、ウトウトする惰眠状態を示す「ドーゼレン（Döselen）」という言葉が一つになってできたものである。香りを嗅ぐというのは「能動性」も意味し、一方の惰眠状態は「受動性」を意味している。つまり、自らが「積極的に受け入れる」という行為を意味している。（中略）

スヌーズレンという環境設定法の根源は、すでに一九六六年にアメリカのクリーランド（C.G.Cleland）とクラーク（C.M.Clark）という人が、その著書の中で「感覚の喫茶店（Sensory

Cafeteria)」という形で発表していた。喫茶店に入れば、自らが渇望する美味しいものが手に入り、これによって身体を潤すことができるというところが発想の根源となっている。(前掲書、四ページ)

これらのことは、「スヌーズレンの親」とも呼ばれているアド・フェルフール氏が著した『Jan Hulsegge, AD Verheul. Snoezelen another world(スヌーズレンは別世界)』(ROMPA, 1987)という本に書かれている。現代を取り巻くさまざまな社会環境を考えると、日々躍動的に活動している人たちも「感覚の喫茶店」という表現に興味をもつかもしれない。

一九九〇年代、スウェーデンにおいてこのスヌーズレンが設置されるようになって、私のか

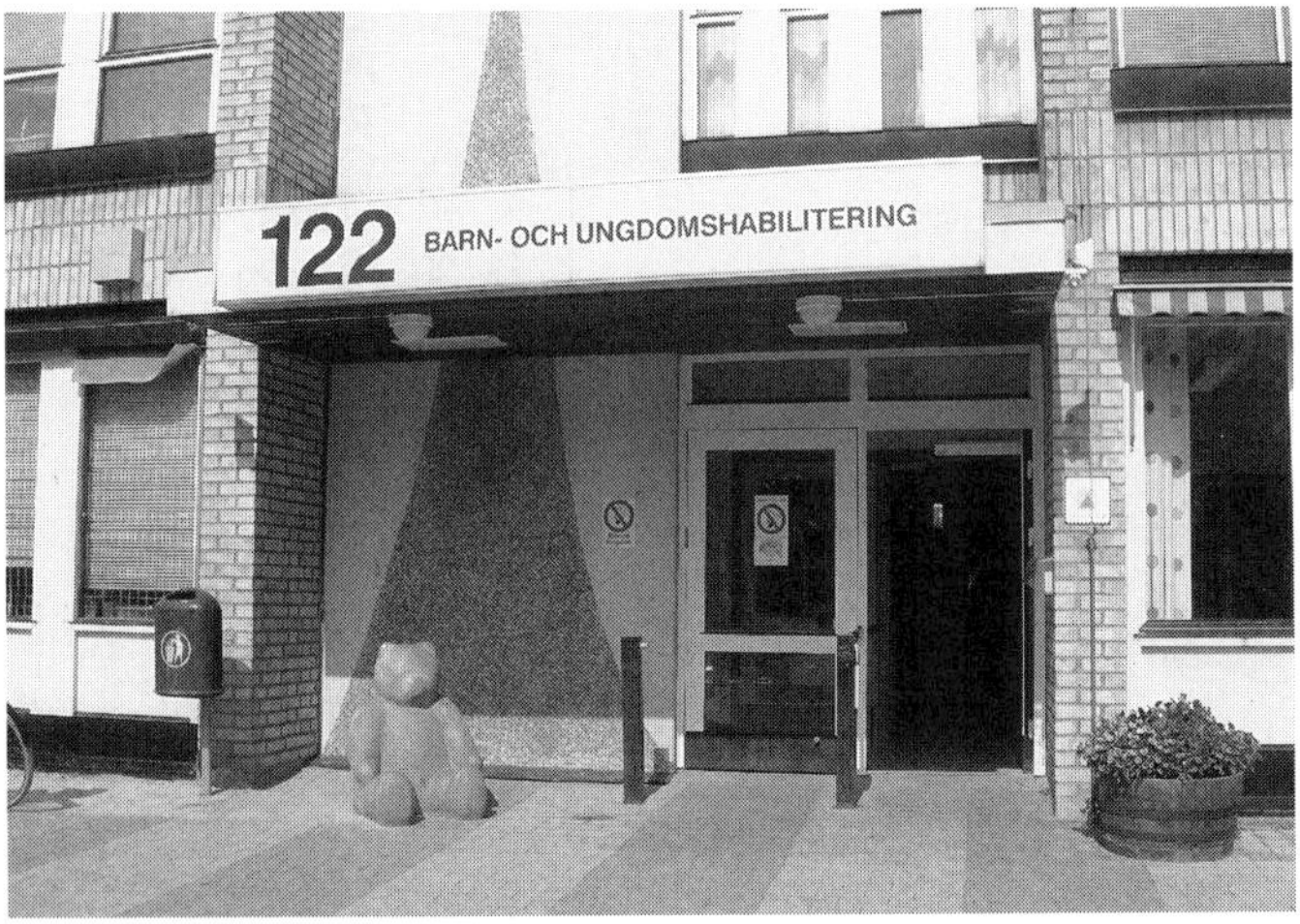

マルメのハビリテーリングセンターの入り口

ての職場である「マルメ大学総合病院」内のハビリテーリングセンター(1)でも設置することにな
った。そのプロジェクトを任された私は、自らの体験に基づいて、その活用方法などを「日本初
のスヌーズレン本」として『スウェーデンのスヌーズレン』として紹介したわけである。
　この本は、おかげさまで版を重ね続けている。それだけ、日本でもスヌーズレンが普及してい
るということだろう。実は、日本だけでなく世界中で静かに浸透しはじめているのだ。どこかで
スヌーズレンのことを知り、是非はじめてみたいのだが、講習を受けなければできないのかとか、
利用方法が分からない、といったことが私の耳に入ってくるようにもなった。
　二〇一二年二月、私はスウェーデンでの仕事を早期定年退職して日本に帰国した。高齢となっ
た母親の介護のためである。作業療法士という資格をもち、さまざまな障がい者の訓練に携わっ
てきた私にとっては特段たいしたことではないと思われたが、スウェーデンと日本の福祉システ
ムの違いが理由で大変な思いをすることになった。機会があれば、この体験についても本が書け
ればと思っている。
　介護の傍ら、長年にわたってお付き合いのあった専門学校や病院、そしてさまざまな施設から

(1)　先天的な障害者（知的、身体的障害とも）を対象にしている場合が多い治療訓練センターなので、「再生」や「復帰」を意味する接頭語の「リ」をとって、「ハビリテーリングセンター」と呼んでいる。

講演依頼があり、医療福祉コンサルタントとしての活動にも努めてきた。その際に一番要望の多かったのが、スヌーズレンについての話であった。各講演会場では、スヌーズレンについてもっと知りたいという人、今活用している方法が誤っているのかもしれないという不安を抱いている人など、たくさんの人たちに出会っている。

その一方で、「スヌーズレン」という耳慣れない言葉が理由なのだろう、「どのような効果があるのか？」とか「科学的な証明がなければ設立の許可が下りない」といった言葉もたびたび耳にしてきた。

そのためだろうか。世界中の心理学者や作業療法士、社会福祉士といった人たちが、その効能について研究をはじめ、研究結果を発表しはじめている。そして、その研究結果から、スヌーズレンを一つの教育方法や治療方法としてとらえ、限定された時間内に課題を与えて指導するというようなスヌーズレン・メソードの活用方法が推奨しはじめられている。しかも、その講習でライセンスを習得しなければスヌーズレンの利用ができないかのようになってしまっている。

高額の講習(2)費を支払って認定資格をとり、資格保持者だけがスヌーズレンを利用するとなると、せっかくスヌーズレンをつくっても利用範囲が狭くなってしまうのではないかと私は危惧している。科学的な証明、それは素晴らしい研究なので絶賛し、歓迎したいところである。しかし、私にとってのスヌーズレンは、あくまでも誰もが活用できる自由なものであり、人間がもつすべての感覚を適度に刺激できる心地よい感覚の「バリアフリーの部屋」なのである。そして、あらゆる可能性を醸し出す効果を創造していく環境設定の方法であると考えている。

さまざまな形態をしたスヌーズレンがあるわけだが、目標は同じのはずである。年齢や障がい、そして患っている疾病に関係なく、すべての人が利用できるようになるための環境空間が設定され、細々とした決まりがなく、多方面にわたって大いに活用できる場がつくられることを願っている。

本書では、これまでに私が訪れた日本のスヌーズレン施設を紹介しながら、そのあり方を考えていくことにする。まだまだ耳新しい言葉であると思われる「スヌーズレン」だが、実は日本でもかなり導入されている。今後は、病院や障がい者・高齢者施設だけでなく、市民会館や図書館、そして一般の学校といった所にも設置され、さらに多くの人が利用されるようになることを期待している。

（2）数万円から数十万円に及ぶものがある。もちろん、数日間にわたる場合は宿泊費などが別途かかる。

もくじ

第2章 環境セッティングされたスヌーズレン　25

第3章 日本にあるスヌーズレン 87

第4章 スヌーズレンを実体験——さまざまなゲームと利用者の声 163

利用者の声 182

スヌーズレンを利用しよう！
——資格がなくても簡単にできる

第1章 スヌーズレンの歴史的背景

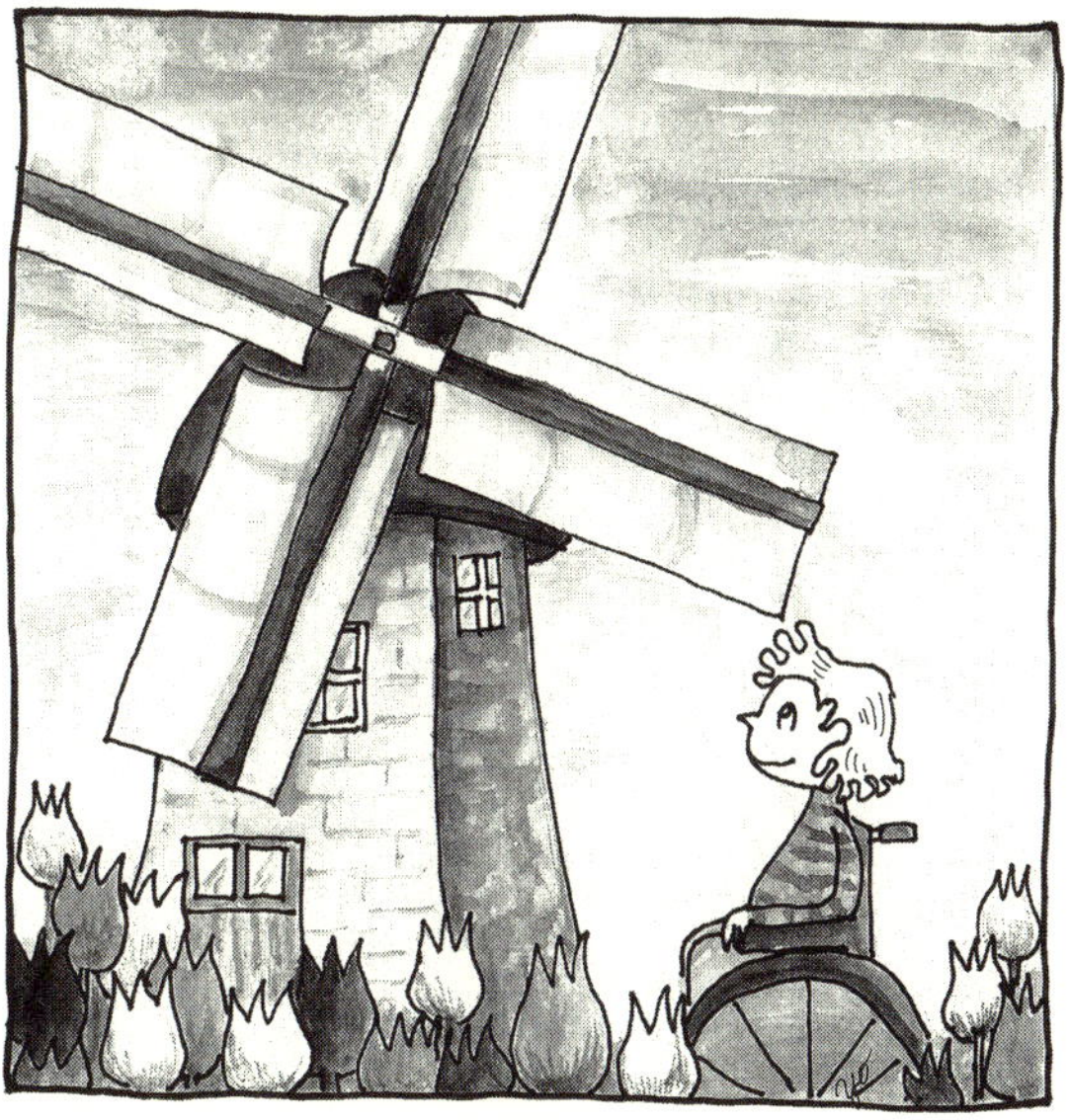

発祥の地はオランダ

4

スヌーズレンの歴史

前著『スウェーデンのスヌーズレン』を読まれた方には復習となるが、まずはスヌーズレンの歴史的な背景を説明しておきたい。前著で書いたことを整理し、まとめながら記していくことにする。「スヌーズレン」という言葉の定義に関しては「はじめに」で述べたとおりだが、それを裏付けるように一九七〇年代半ば、オランダ南部の町ティルブルグ（Tilburg）の知的障がい者センターでは、すでにスヌーズレが導入されていた。

当時、重度知的障がい者の身体的ケアは、住居、食事、衛生面、日常の作業活動などの面においてある程度配慮されていたが、一人の人間として精神的に潤いのある生活を追求することや、もちう

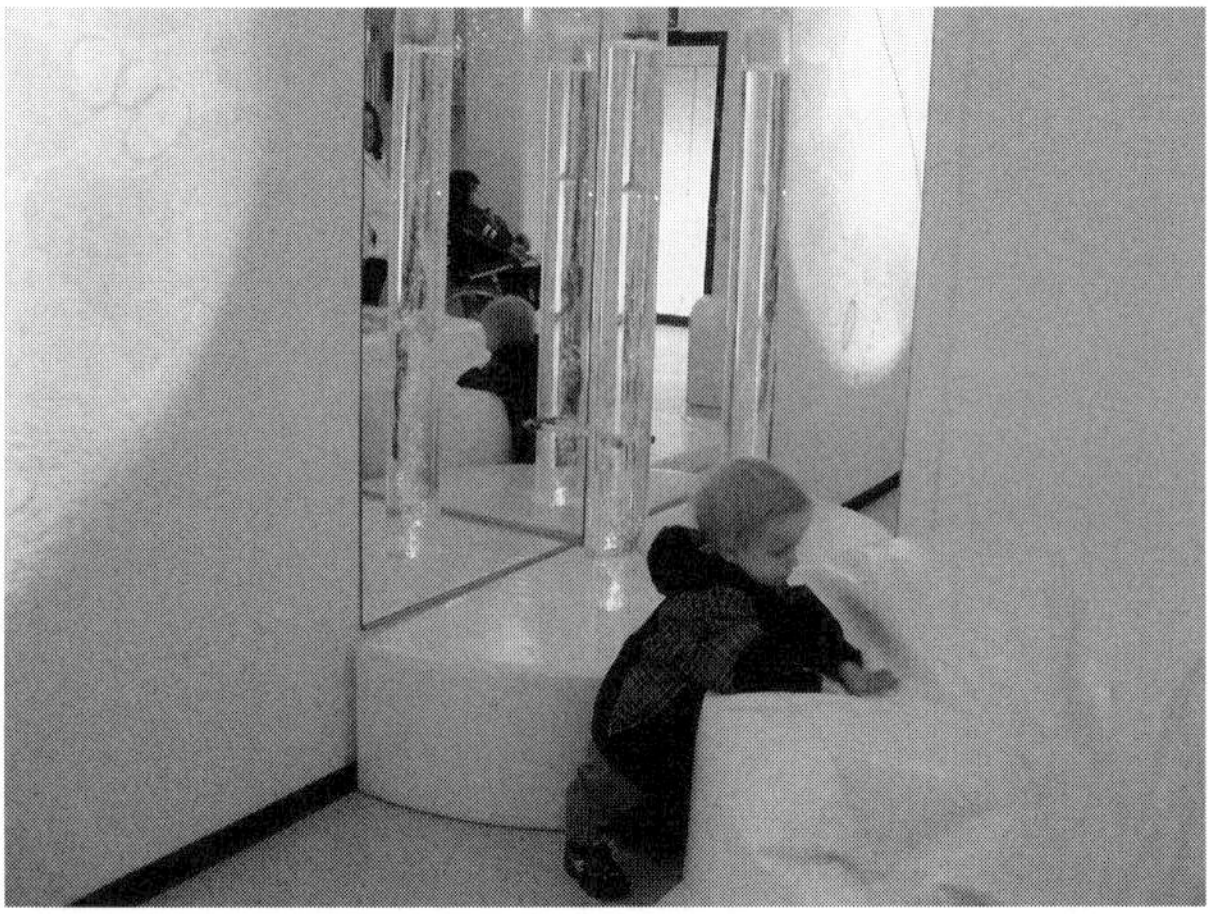

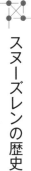

代表的なホワイトルーム

る能力をさらに発達される教育やその可能性についてはまだまだ未発達という状態であった。そこで、ティルブルグの知的障がい者センターでは、もっとゆとりのあるよい療育方法はないかと模索し、さまざまな試行錯誤を繰り返しながら環境改善に取り組んでいった。

時同じく、近代的な介護機器が発明されたことで日常の介護に余裕が出てきたスタッフと、ハルテンベルグセンター（De Hartenberg）にいたアド・フェルフール（Ad Verheul）氏は、「人間は、根本的にある程度外界からの刺激を体感することが必要で、それによって成長および発達が促進され、能力の進歩が見られる」と考えはじめ、適度の刺激を施す方法をいろいろと探索することにした。そして、どのような刺激が療育には必要であり、どうすれば子どもたちが楽しく健やかに成長でき、彼らの知的向上に役立つのだろうかということについて、このときから頭を悩ませることになった。

毎日行っている訓練がどこまで消化しきれているのかと疑問に思っても、重度知的障がい児の無表情な顔からはその答えは得られない。感覚認知ができていても発語がないために、それらを言葉で表現することができないのだ。それに、訓練に利用して

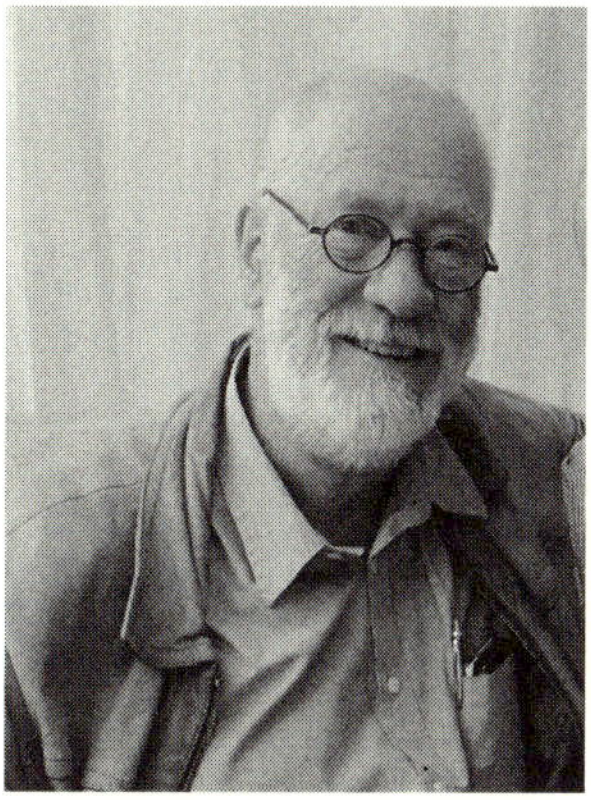

アド・フェルフール氏（写真提供：コス・インターナショナル）

いるオモチャなども障がい児にとって意味があるのかと、スタッフは疑問を抱いていた。

それだけではない。教育訓練をしていること自体になにがしかの意義があるのかどうかについても不安感をもっていたのだ。何らかの形で、スタッフらはその意味を確信したかった。せめて、子どもたちの表情が変化することでスタッフとのコミュニケーションを図ることができないものか……と、苦悩する日々の連続であった。

ある日、スタッフの一人がさまざまな体験活動ができる環境を設置してみてはどうかと考え、触れると音が出るオモチャや風に揺らぐ風船をぶら下げたりした仮設テントを実験的につくってみた。言ってみれば、先に述べた「感覚の喫茶店」である。つまり、スヌーズレンがはじまった瞬間である。

意外にも、これが子どもたちの間で人気となり、そこで受ける刺激に対してさまざまな反応が返ってくるようになったのだ。それまでは、身の周りのものに特別な関心を示さなかった子どもたちが興味を示すようになったほか、あてもなく空中を泳がせていた視線が同じオモチャの所で何度も止まるようになったのだ。

明らかに興味をもったという穏やかな表情が現れ、言葉に頼らない意思疎通の環境が生まれた。それはまさしく、コミュニケーションの第一歩となる瞬間であるとスタッフは確信した。それからというもの、微々たるものではあったが、環境の変化に重度知的障がい者たちが徐々に興味を示すようになり、環境を認知し、学習していくという明らかな成果が生まれていった。

一九七八年夏、同じように環境改善を図ろうと模索していた「ハルテンベルグセンター」とティルブルグの知的障がい者センターが、協力して環境設定に関する展示会を開催した。

会場には、吹けば飛ぶようになっている羽毛を入れた箱のコーナー、柔らかいクッションのあるコーナー、音の出るオモチャが隠されているコーナー、水の中にインクを落とせば複雑な模様が生まれ、それに光を当てると壁全体に模様が浮かび上がるコーナーのほか、廊下には、感覚を刺激するさまざまな音響効果のあるヘッドフォンやスピーカーを並べたり、辛さと甘さが識別できるものを入れた皿を置いたり、ハーブやせっけんを器に入れて嗅覚を刺激するテーブルなども設置した。そして、天井からは身体に触れるオモチャをぶら下げ、床には砂を撒いて、その上を歩くと砂の音や感触が伝わり、五感すべての感覚が刺激されるような工夫がなされていた。

これらすべてのものが、重度知的障がい者の好奇心をくすぐることになった。触ったり、叩いたりすることによって周囲のものが変化するということを学び、それに興味を覚えて、繰り返し触るという行為が続いた。つまり、自らがもちうる能力の範囲で自らが楽しむという行動が生まれてきたわけである。

初期段階のスヌーズレンではあるが、重度知的障がい者たちが新しく得た感触を自分のレベルとペースに合わせて体感していくことができるうえに、スタッフの工夫の仕方によっては、さまざまな可能性が見込めるということを十分に期待させた。

新たな感触を得て驚いたのは、重度知的障がい者だけではなかった。その家族や周囲の人々が、特定のオモチャに反応する子どもたちの喜びの表情に驚き、ある特定の刺激に対して反応する表情の変化を理解することによって、これまでは無理とされていた子どもの意志をくみ取ることができると確信したのだ。

言うまでもなく、この展示会は大成功のもとに終わり、後日、重度知的障がい者への新しいアプローチ方法としてその成果をリポートし、学会で発表することとなった。もちろん、この発表会でも大賛辞を受け、オランダ国内だけでなく隣国のベルギーからもスヌーズレンについてもっと知りたいという人たちが殺到し、重度知的障がい者に対する療育方法を渇望していた全世界の人々に、砂漠のなかのオアシスのような

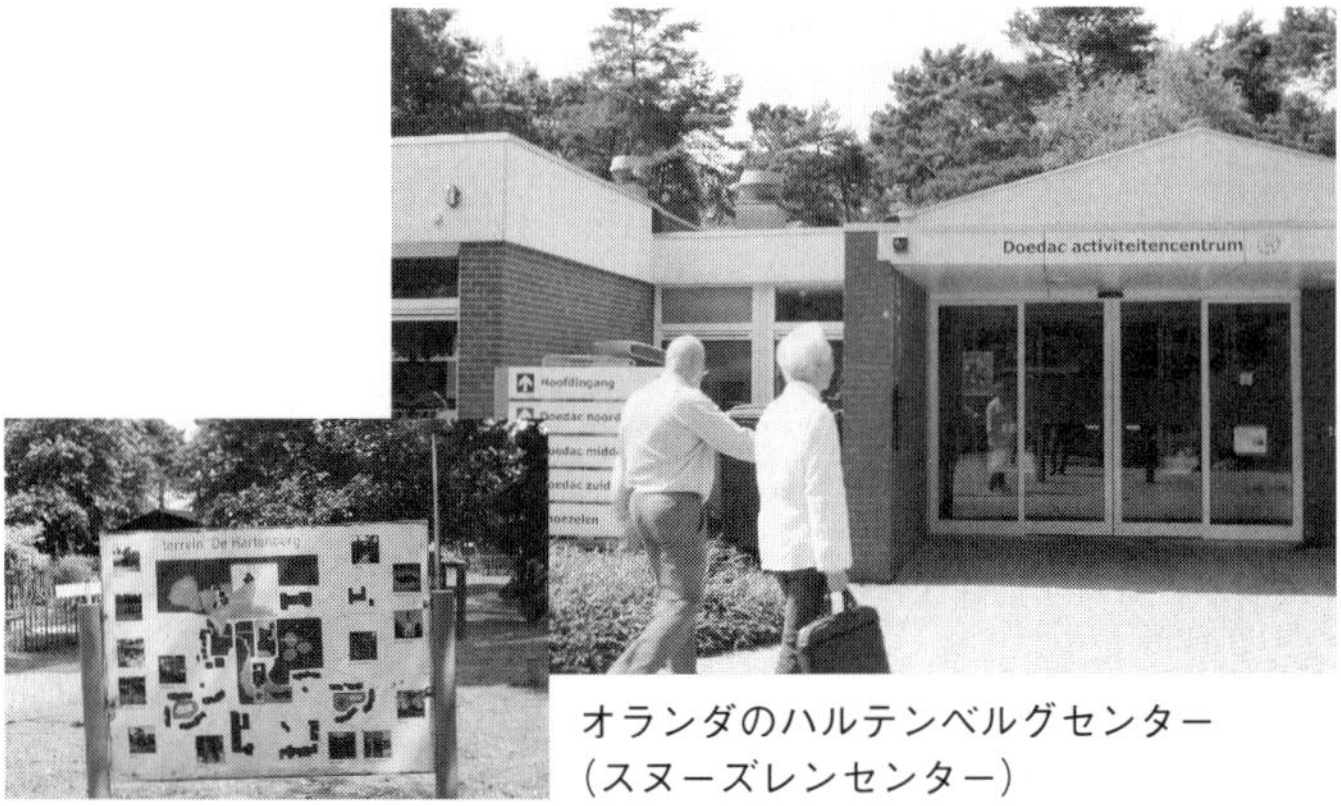

オランダのハルテンベルグセンター
（スヌーズレンセンター）

（写真提供：コス・インターナショナル）

潤いを与えることになった。

　このように、障がい者福祉の世界に一筋の光明を与えたスヌーズレンは、重度知的障がい者への新しいアプローチ方法として全世界が待ち望んでいたものだったと言える。とはいえ、展示会に設置されたものがそのまま利用されていったわけではない。それ以後、さまざまな実験が繰り返され、「スヌーズレンセンター」として本格的な施設が完成したのは六年後となる一九八三年だった。

　待ち焦がれたスヌーズレンではあったが、部屋が小さすぎる、オモチャの質が悪すぎる、使用した機器の安全性に欠けるなど、トラブルが山積みとなり、乗り越えていくべき課題の多さにスタッフたちは翻弄《ほんろう》されることになった。しかし、このときの経験がスタッフをより向上させることとなり、日々実験を繰り返していく必要性があるということを学んだ。つまり、完成されたスヌーズレンなどはない、ということを知ったわけである。

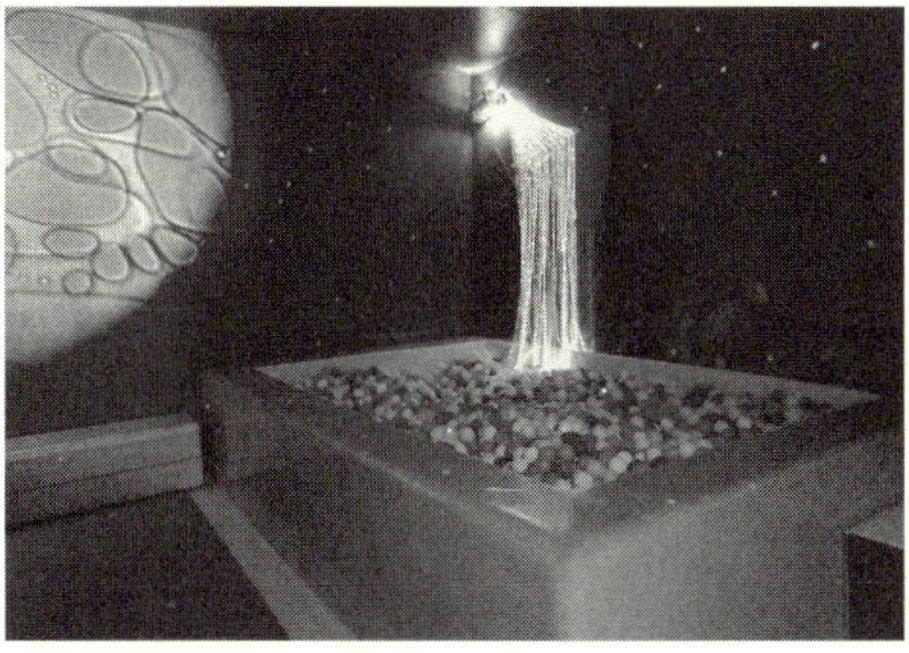

一般的に設置されているボールプールとサイドクロウ

このような経緯をふまえて、二〇〇二年一〇月、ベルリンにあるフンボルト大学において「世界スヌーズレン協会（International Snoezelen Association）」が設立されている。協会の推進力も手伝って、現在、世界に向けてスヌーズレンの必要性が訴え続けられている。

スウェーデンでは、一九八〇年代の後半にはスヌーズレンの利用対象者が、重度知的障がい者だけではなく、重度重複障がい者、発達障がい者、精神障がい者、高齢者、果ては健常者にも通用するものと認識されるようになっており、より広範囲な利用の可能性があるとされている。ヘルパーや家族の証言からも立証されていることだが、スヌーズレンという幻想的な環境を設定することによって、多くの人々の日常生活にいくばくかの変化を提供し、それによる小さな刺激（反応）の蓄積が認知症の緩和にも役立っている。

まだ活発化しているとは言えないが、このスヌーズレンが日本各地で静かに浸透し、現在さまざまな形で利用されている。その様子を伝えるのが本書の目的である。

スヌーズレンの基本理念

重度知的障がい者の成長を促すアプローチとしてはじまったスヌーズレンだが、さまざまな環境を利用者に合わせて設定するということに重点を置けば、「感覚への環境設定法」だとも言える。つまり、五感を適度に刺激する環境を設定することで、そこを利用する人々の全感覚に働きかけて感覚の統合を可能にし、成長を促進することが可能となる「感覚のバリアフリー的手段」だということである。

障がい者が置かれている環境に特定のものを設置することで、それに利用者が興味を示したり、嫌がって不快感を示したりといった反応が起きる。その表情を周囲の人々が察知し、理解することにスヌーズレンの意義がある。それは、こう反応してくれるだろうという周囲の期待感とは関係なく、利用者の自然な表情をそのまま受け入れることでもある。

そのため周囲の者は、利用者が反応しやすいものや、利用者の身体的能力などを考慮して、体感しやすいように配置や整備をしていかなければならない。そして利用者は、自らの力で刺激を発見し、自分の好奇心を満たすために行為を重ねていく。もちろん、強制されるものではない。あくまでも自分のレベルとペースに合わせて体感し、認知していき、小さな体験を蓄積しながら学習していくのである。

これがスヌーズレン本来の理念であり、これなくしては、スヌーズレンではあり得ないと私は考えている。

感覚統合療法

スヌーズレンを紹介するにあたって重要になるのが感覚統合療法である。これはアメリカの作業療法士ジェーン・エアーズ（Jane・Ayres）が研究開発した療法で、彼女亡きあとは、同じく作業療法士のアン・フィッシャー（Anne G.Fisher）、エリザベス・ムレイ（Elizabeth A.Murray）、アニタ・バンディ（Anita C.Bundy）などの三人が確実のものとした。今なお、全世界のリハビリ関係において「感覚の情報処理訓練方法」として活用されている。

これは、ＬＤ（Learning Disability・学習障がい）、ＡＤＨＤ（注意欠陥多動症）など多動性や衝動性行為のある児童に欠けている感覚を、さまざまな運動を通して訓練するものである。たとえば、円錐板の上でバランスをとる、ブランコに身をゆだねる、マットの上に転がる、さまざまな振動を体感するなど、積極的に身体を動かすことによって前庭感覚（耳にある前庭器官であり、平衡感覚とも言われている）や固有受容感覚（筋肉、腱、関節などで感じる）などの能力を促進させ、情報の処理方法を正しく修得させていくという方法である。

ここで言う情報処理とは、身体が床に対して垂直であるとか、斜めや平行になっているとか、どちらの方向に向いているかなどを認識させ、普段容易に察知できない児童に対して、何度も体感させることで認知能力のアップにつなげていくということである。

感覚を統合するという意味ではスヌーズレンとよく似ているし、同じ趣旨に沿っているものと言えるかもしれないが、利用者への働きかけとしては大きく異なっている。それは、「感覚統合療法が利用者と療法士が合意のうえで指導し訓練していくものであることに対して、スヌーズレンは、利用者自身が設置されている環境のなかで自らが学習し、必要な感覚を獲得していく」という違いである。

この違い、お分かりになっていただけるであろうか。さらに、一部で注目されはじめたのが、スヌーズレンを一つの教育方法として利用者に施術していくスヌーズレン・メソードである（「はじめに」を参照）。いずれも利用者のニーズによって判断すればよいのであって、否定するようなところは何もない。利用者のためになることならどしどし活用してほしいところだが、強要することだけは避けてもらいたいと思っている。

私としては、まずは自らのペースで学んでいけるスヌーズレンでまったりとした時間を過ごしてから、さまざまな療法に進んでいってもらいたいと願っている。

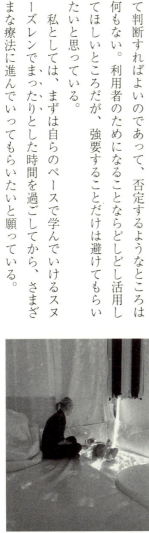

まったりとした時間を過ごす

感覚器官

ほとんどすべての子どもは、人間が本来もつべき基本的な能力を身につけて生まれてくる。健常な子どもは、日常生活のなかからあらゆることを自然な形で吸収し、学習を重ねて成長してゆくという能力をもっている。

しかし、何らかの機能障がいをもって生まれてきた子どもは、自己の感覚を自由に操る術《すべ》に欠けている。その欠けている感覚器官に適度な刺激を与えることによって、障がいのある子どもも体感することが可能となる。それが大脳へと伝達されて、認知する神経系の働きを促すことになり、子どもの成長発達の促進にもつながっていくのだ。

障がいがあるゆえに常に受動的になってしまう子どもをそのまま放置しておくと、感覚器官はさらに麻痺して退化してしまうことになる。だからこそ、人工的に環境をセッティングして適度の刺激を与えなければならない。麻痺しはじめている感覚器官を覚醒させ、成長する可能性をさらに拡張していく必要があるのだ。

図1－1からも分かるように、身体的な感覚器官が正常に働いていても、知覚する部分に障がいがあれば認知することができない。何度も何度も意識的な体験を繰り返して、初めて感じる情

図1－1　人間がもつ感覚の統合

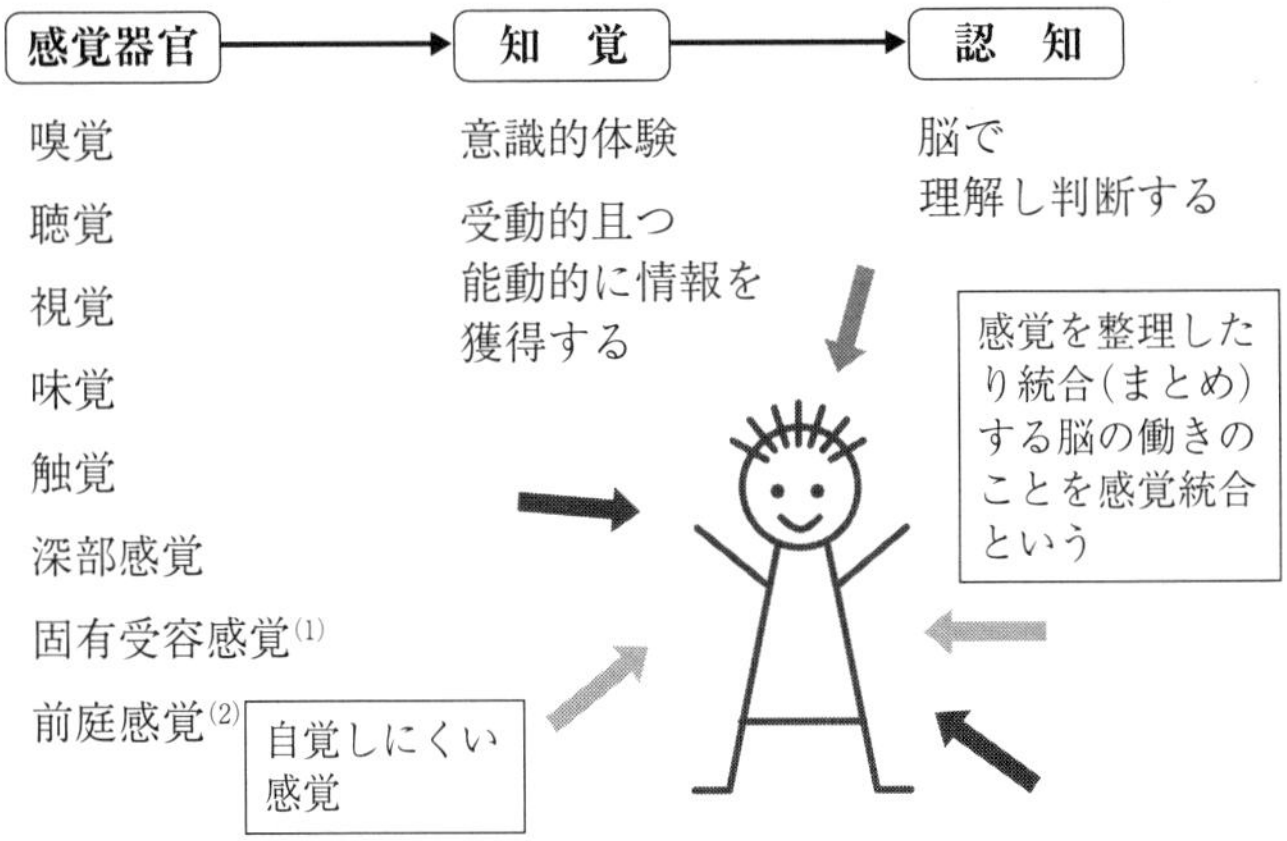

（注1）固有受容感覚：筋肉や間接を通じて振動など受け取る。
（注2）前庭感覚：重力に抵抗してバランス、回転。

報を処理し、その感触を思い出すことでそれが何であったかを判断することができるようになり、初めて認知が可能となる。

たとえば、感覚器官の聴覚では、ピアノの音は耳から入ってくるわけだが、それが何かは分からない。というより、ピアノの音という認識すらない。一方、知覚部分では、それを一つずつ独立した音として受け取り、何度も同じ音を繰り返し聞くうちに一定のリズムや音の高低差を識別して知覚してゆく。さらに他の楽器の音とも区別するようになり、音と音とのつながりが一つのメロディーを成していることに気付くようになる。

とはいえ、それがどの曲であり、誰が弾いているのか、作曲者は誰かなどは分からない。それらのことをさらに知識として情報を獲得

Column 1　原始反射（primitive reflexes）

胎児が生き残り、成長するために子宮内で現れる「反射的（自動的）な動き」のことで、脳幹によってコントロールされている。出生する過程に必要で、赤ん坊の初期の発達に重要なもの。

一つの反射が出現→発達→統合（卒業）して、また次に必要な反射が出現する、といったようにドミノ倒しのように連続的に現れ、臨界期（生後初期のある期間で、神経が集中的につくられたり、回路の組み換えが盛んに行われたりする、特に感性豊かな時期）の子どもが生き残るために大切な役割を果たす。

反射を統合（卒業）して中枢神経系が発達すると、より高次の脳（大脳）によってその働きは抑制されていく。反射を保持したままでいると、本人に生きづらさやトラブルが生じることになる。その統合を扱うことが新しい解決となる。（「一般社団法人こころ・からだ」のホームページ参照）

したうえで、ピアノの音であると理解し、メロディーを認知していくのである。認知しているからこそ、次回には同じメロディーを聴くだけで、作曲者の名前やその曲の特徴、聴いたときの感情、場所、雰囲気などを思い起こすことができるのである。

ここに記述した五感だけではなく、さまざまな種類の感覚が人間には備わっている。その一つに、重要な役目を果たしているバランス感覚がある。この感覚の成長には人間に必要とされている原始反射（**コラム1**参照）の消失時期が大きく関与しており、消失時期の遅延は運動神経の発達障がいを意味している。とくに、緊張性迷路反射（**コラム2**参照）などがいつまでも残っていると、空間方向、距離間、奥行きやスピード感などがつかめにくく、それらを司る前庭感覚の成長の妨げとなってしまう。

先にも述べたように、前庭感覚とは主に重力と自分の身体の位置関係を素早く察知して整えるというバランス感覚のことで、すべての感覚情報を集合し、統合する働きをもっている。運動感覚（固有覚）とともに、感覚統合の重要な役目を担っていると言える。

このように、感覚を成長させる土台となっている器官が正常に発達していなければ、その上に積み上げられる感覚情報は不安定なものになってしまう。いずれが欠けても、感覚の正常発達には不具合が生じることになる。

それゆえ、知覚部分で身体の位置づけをする回転や揺れを感知するために、ボールプールやブランコなどでバランスを崩しては転がり、また立ち上がるといった行為を何度も意識的に繰り返し、体感することで認知能力を高めていく必要があるのだ。この知覚部分を刺激できる方法の一つが、本書で紹介しているスヌーズレンである。まさに、「自らが学ぶ遊園地」とも言える空間である。

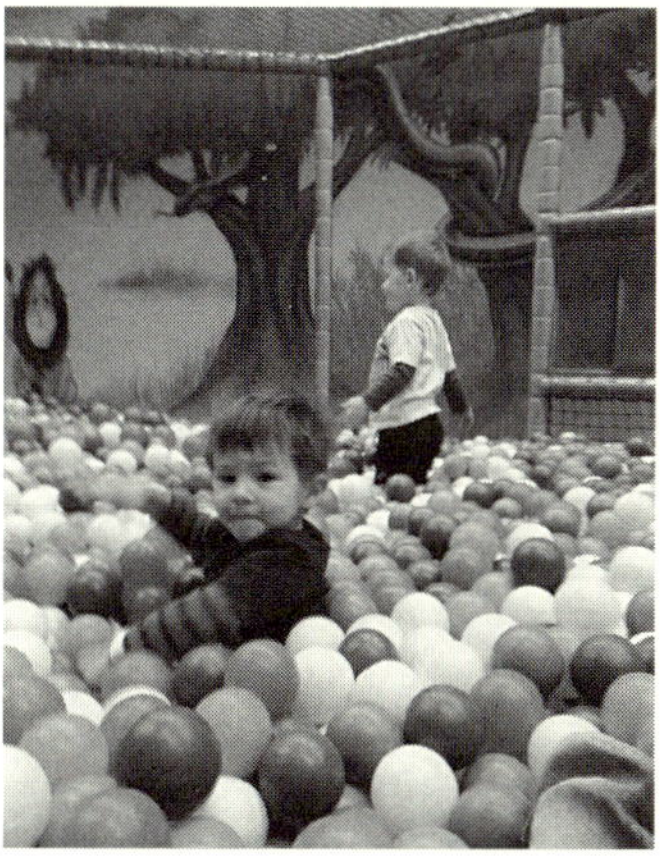

ボールプールでバランス感覚を養う

Column 2 緊張性迷路反射（Tonic Labyrinthine Reflex:TLR）

TLR の発達は、前庭系システム（バランス感覚と空間の位置感覚を司る）と他の感覚（視覚や固有受容など）がチームでバランスを取るために必要である。TLR を保持したままの子どもは、真っすぐに立つことや安全に歩くことなど、歩きはじめる時に必要とされる能力を習得していない。また、空間把握、距離感、深さやスピードなどを掴むのが難しく、黒板の文字が飛び出して見えたり、ボールを受け取るのが難しかったりもする。

TLR を統合することにより、三つのことに進歩が見られる。①机に突っ伏して座ったり、疲れて頬杖をつくようなことが止められる、②机で作業する時に集中力が高くなる、③運動や走る時などのぎこちない動きが改善され、全身協調を高めて動くことを助け、より効率的に動けるようになる。

TLR の統合によってこのようなことに進歩が見られると、スポーツの記録においても自己ベストを更新するようなことがよく起こる。逆に、緊張性迷路反射が消えずに、そのまま保持することによって下記のような兆候に結び付くことがあり、本来もっている能力ほどにスポーツの成果が上がらない。

兆候の一覧

へなへな、ふらふらしている・バランス感覚がよくない・動きがぎこちない・でんぐり返しがきれいにできない・姿勢よく座れない・方向・空間感覚をつかみにくい・視覚の問題（字が飛び出して見えるなど）・空間、距離、奥行きやスピード感がつかみにくい・全身運動の協調性が低い・机で学ぶ時に、読むことを嫌がる、疲れる・机の前で正しい姿勢を維持することが困難、など。

（「一般社団法人こころ・からだ」ホームページ参照）

従来とは異なる訓練方法

従来までは、欠けたり劣ったりしている部分だけに集中して治療や訓練を行ってきた。手の機能訓練、歩行訓練、聴覚訓練、視覚訓練というように、障がいのある部分だけにスポットを当てて治療に専念してきたわけである。

一方、スヌーズレンは、目に見えない無意識の部分のすべての感覚を統合させるためにコンパクトな形で刺激空間を提供して、全体的に訓練を行うことを目的としている。しかも、すべての感覚を適度に刺激するということさえしっかりと把握しておれば、非常に簡単に設置することが可能となる。誰もが、楽しみながら、知らず知らずのうちにその感覚を身につけていくというチャンスに恵まれるのである。

たとえば、学習機能障がい児にとっては、ある意味完璧で、面白い教育現場としてスヌーズレンはなり得るだろう。モノの個数、量、重さ、質感などの教育用品を取り入れてスヌーズレンを環境セッティングし、子どもたちの異なる興味を誘発できるようなモノを多数配置すれば、自ずと子どもたちはそれらに引き寄せられるはずだ。

その場で数を数え、手で重さを測り、自ら持ち上げたり、ひっぱったり、投げたりすることが、自らの時間の範囲で可能となる。また、何度失敗しても許されるという環境がそこにあるため、一つ一つの運動や感覚の機能を身体的に獲得していける場となっている。

さらに、そこに精神心理や行動分析ができる療法士、教員や介助者たちがいて、寄り添いながら支援を与えることができれば最高である。子ども一人ひとりのニーズを知ったうえで環境セッティングをするためには、身近でサポートしている人がやはり必要となる。

環境セッティング

さて、一口に「環境セッティング」をすると言っても、何のことか分からないと言われる方が多いと思う。換言すれば、各自の好みを知り、それに応じて料理をつくる料理人のようなものである。

スヌーズレンで言えば、一つの部屋の環境を、その人好みにアレンジするコーディネーターとなる。ただし、そこには各自の成長レベル、必要度を把握するだけの知識がなければならない。プロの料理人であれば、季節ごとにどのような食材がもっとも美味しく、栄養があるのかなどが分かるように、スヌーズレンの部屋を利用する人々を深く知ることによってもっとも適した環境を創造することが重要となる。

百聞は一見にしかず。本来なら読者のみなさんとともに、すでに設置されているスヌーズレンルームを訪れて、それぞれ体験していただくことが一番いいのだが、紙上においてはそれもかなわない。第3章において日本の設置状況について紹介していくが、ここでは、環境セッティングの基本となっている意識について述べることにする。

実は、感覚効果の空間をつくり出すのに長《た》けているのは日本人であると私は思っている。何といっても、日本には「わびさび」の文化がある。

茶室を思い浮かべてほしい。千利休がこよなく愛した茶道は、雑念を振り払い、茶の心のみを全面に表したシンプルな空間で行われる。そこには、静寂さと竹筒に活けられたアサガオの一輪しかない。そして室内には、茶の香りのみが漂っている。これほど感覚効果を演出した空間はないだろう。

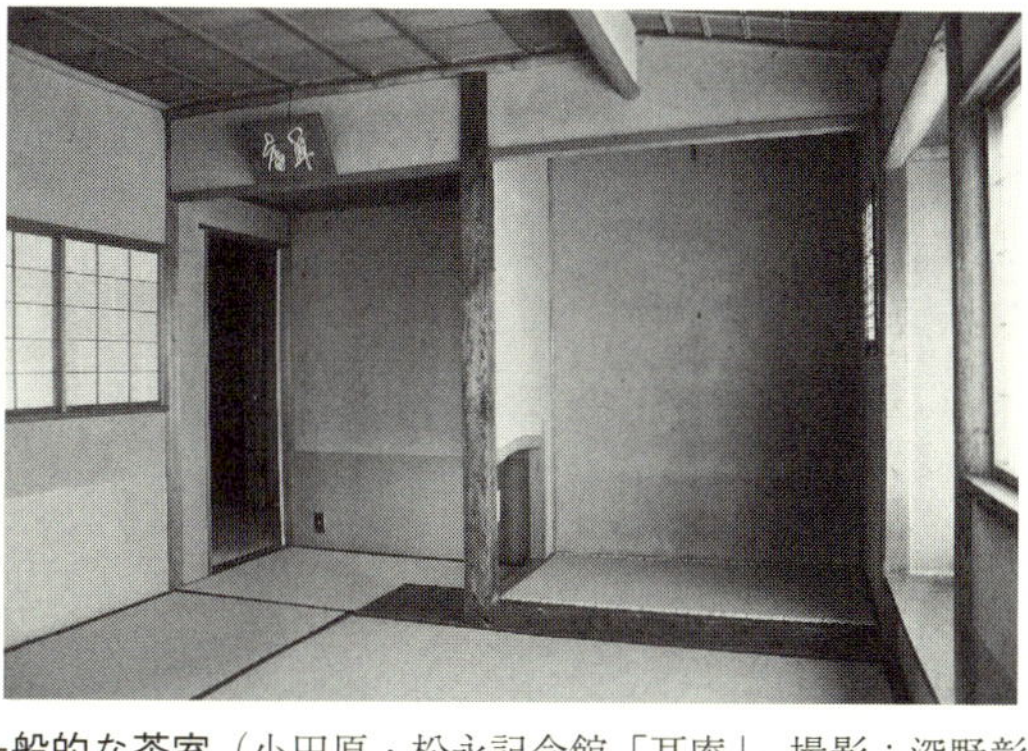

一般的な茶室（小田原・松永記念館「耳庵」。撮影：深野彰）

このような空間の演出を、日本人は無意識のうちに創造しているのだ。たとえば、玄関に置かれた生け花、世界遺産ともなった和食（二〇一三年）の配膳、長期間にわたって育て上げられる盆栽、そして趣きを醸し出す日本庭園などである。

木の枝一つ、石一つにも気を配るのが日本人である。しかも、京都西賀茂にある正伝寺（臨済宗南禅寺派）の枯山水庭園のように、背景に見える比叡山までも庭園の一部（借景）として取り込んでしまうという感覚は素晴らしいとしか言いようがない。日本人の心の中には、人間がもつすべての感覚を微妙にとらえるという能力が備わっているのではないかと思う。それが、スヌーズレンという環境セッティングにつながると私は考えている。

テーマパークや遊園地のことも例に挙げておこう。

最近の科学の発達は素晴らしく、３Dでは物足らず４

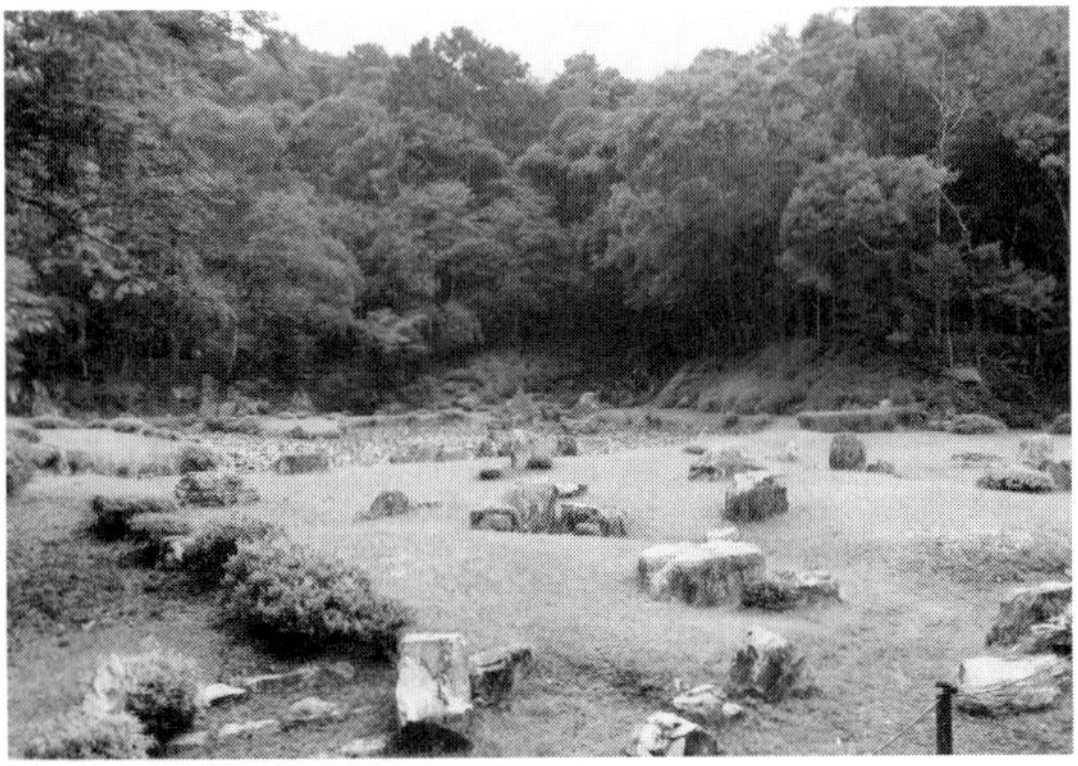

山口市常栄寺の雪舟庭

Dを体感できるマシーンもできている。スクリーンの映像が動くと座っている椅子も同じように動くし、画面で波しぶきが起こると、実際にどこからか水が降りかかってくる。また、スピードが出ると風が顔にあたるなど、まるで自分が画面に描かれている世界へ入っているかのような錯覚に陥ってしまう。これらの新技術を取り入れた臨場感あふれるバーチャルな世界も、ある種のスヌーズレン感覚と言える。

遊園地と言えばもう一つ、昔からある「お化け屋敷」を思い出してほしい。暗い部屋を横切ると恐ろしい音響効果が流れたり、突然現れるお化けに度胆を抜かれてしまう。冷たい風や冷やされたコンニャクなどが顔にあたり、叫び声をつい上げてしまったこともあるだろう。これも、一種のスヌーズレン感覚と考えてもらえばいいだろう。

このように、日本人はスヌーズレンという意識はなくても、スヌーズレンらしいことをこれまでに行ってきたわけである。このような歴史と文化をふまえて、利用者にあった安らかで心地よい環境をセッティングすればよいのだ。それが、ここで言うところの「環境セッティング」ということになる。

バランスのよい、適度な感覚刺激の宿る環境を設定する。発語のない重度知的障がい者や動けない重度重複障がい者などにプロジェクトマッピングなどの高速で動く画面を見せるのではなく（そもそも無理だ）、特定の環境に置かれたモノに反応し、それに興味を示すことで自らが取り込んでいく。音の出るオモチャに反応して視線を止める、自らモノに触れる、手や口で調べてみる、音を聴く、色彩の変わるランプに声を上げるなど、自らが時間をかけて体験することによって学習していくというこれらの諸作動は、普段の生活では見られない表情を生み出すことになる。それは、この環境のなかでこそ得られるものであり、それこそがスヌーズレンである。

このような楽しい時間を共有するのが、付き添っている家族や介助者、教師あるいはセラピストである。忍耐強く、当人が少しずつ発見していくのを待ち、決して強制することなく、学習意欲やその時間を邪魔することなくじっと見守る。付き添っている人が、同じレベルで同じ時間と空間を共有することで、利用者たちが成長していく様子が理解可能となる。

そして、共有すればこそ、お互いの意志や表情が読み取れるようになってコミュニケーションが生まれることになる。そうなると、新しい発見もあるだろう。異なる個性や生命の大切さに気付き、無表情で横たわっている人でも、息づかいだけで自らの意志を表現していることに付き添っている人も気付くようになるはずである。そのとき、生命の尊さを再認識するかもしれない。

次章では、具体的に環境セッティングしたスヌーズレンを紹介していくことにする。前著においても基本的なスヌーズレンを紹介させていただいたが、今回はバージョンアップした形で、さまざまな利用者を対象にしたものを紹介していきたい。

第2章

環境セッティングされたスヌーズレン

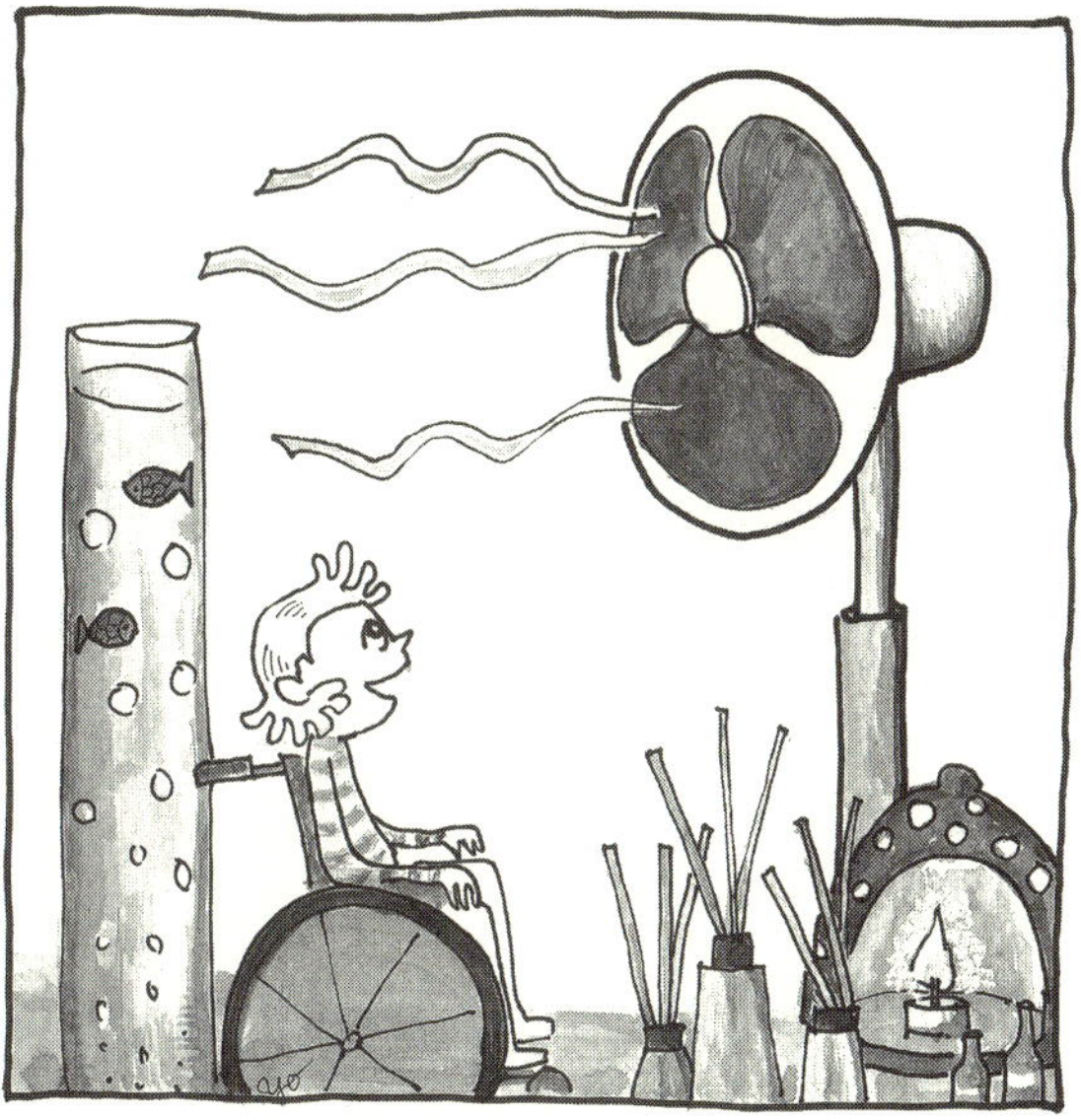

感覚を刺激する機器

環境セッティングされた空間

読者のなかには、コンサートに行ったり、歌舞伎などの芝居を観に行かれる人もいるだろう。コンサートホールや劇場に入った瞬間、どういうわけか雰囲気が変わってしまうといった体験をされたことが多いと思う。言うまでもなく、主催者側の演出であり、これから行われるステージ上のパフォーマンスをさらに盛り上げるように意図されたものである。これらも、スヌーズレンの感覚と同じである。

これらの演出には、舞台に立つ歌手や役者だけでなく、携わっているスタッフすべてが環境セッティングのためにさまざまな努力をしている。スヌーズレンで言えば、利用者が主人公であり、付き添う人たちがスタッフとなる。

環境セッティングのもう一つの例を紹介しよう。子どもの遊び場である町中の公園に、遊具などを配置する専門家がいることをご存じだろうか。これまでは、水飲み場を設置したり、砂場や滑り台といった遊具などが置かれているだけだったが、最近では、遊んで学べる児童館や、上ったり飛んだりできるアスレチック遊具などが設置されており、体験参加型の大きなキッズプレイグランドが登場している。

もちろん、保育園や幼稚園の園庭でもこれらの配慮がなされている。それによって、障がいがあっても通える所が多くなっている。しかし、何らかの機能障がいがある児童は、そのような所でほかの人に混ざって遊ぶことができない。鋭敏な感覚をもっている児童の場合は、ほかの子どもが叫んだり大声を上げているなかには不安で入ることができないし、逆に鈍感な児童の場合は順番を待つことなく平然と割り込んでしまう。当然のごとく、ケンカといったトラブルも発生してしまうので、やはり彼らにはスヌーズレンのような場所が必要となる。

熱帯魚を飼っている人がいるかもしれない。水槽の中で熱帯魚が生活しやすいように、さまざまな配慮をしていることだろう。水質を保つための濾過装置、水温を一定に保つためのヒーター、水草を育てるための照明器具、さらには流木や貝殻を置いたりして水槽の中のデザインも考えていることだろう。

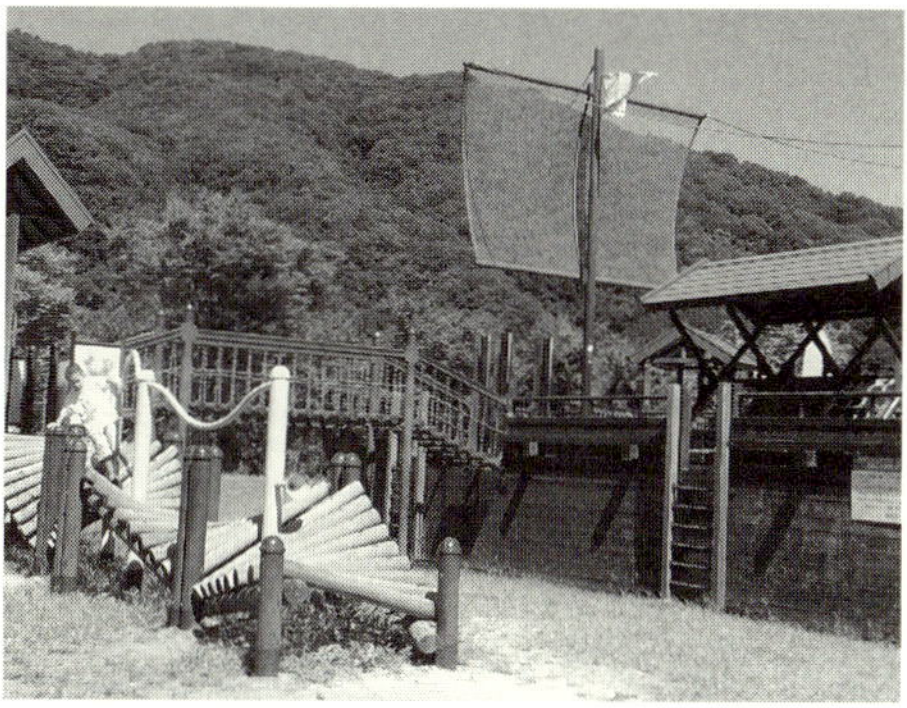

バイキング船のある公園（岡山県）

しかし、一番肝心なことは、水槽の中で共存できる熱帯魚の種類を選んだり、病気になったり死んでしまわないように配慮することである。水槽の中身は、すべてスヌーズレンの環境セッティングと同じである。生命を預かるといった責任感のもと、スヌーズレンという環境のなかでひと時を過ごす人がいることを忘れないようにセッティングする必要がある。

海外（スウェーデンやオランダ）では、以下で紹介する各ルームを設置した「スヌーズレンセンター」と呼ばれる施設がある（八ページの写真参照）。スヌーズレンを利用するならその施設に行って目的別に部屋を選べばいいのだが、最初に紹介するホワイトルームだけは、幼稚園や学校、あるいは高齢者施設の中にも設置されている。つまり、スヌーズレンの代表的な部屋とも言えるのがこの「ホワイトルーム」である。

主なスヌーズレン

ホワイトルーム

名前のとおり「白」を主体にした部屋で、床、壁、天井もすべて白で統一されている。白はさまざまな色に染まりやすいうえに、夜をイメージする暗い色に対して、太陽の光のもとで活発に活動するがごとくの印象を与える明るい色である。もし、既存の部屋に窓があれば、暗幕で光を遮断したうえで白いカーテンやブラインドを下ろすのがいいだろう。違った色の天井を隠すために、白い布やパラシュートを張りめぐらせてもよい。

床には、白いマットや白いベッド、あるいはウォーターベッドが置かれている。部屋の一角には人間の背丈もあるようなアクリル製の透明なバブルユニットを置き、そこに満たされている水が静かにブクブクと上がり、その泡の音が室内に響いている。まるで、母の胎内にいるかのような感じである。

反対側の片隅には白いハンモックがぶら下がっており、グラスファイバーでできている何百本もの紐が垂れ下がっている。この紐は「サイドグロウ」と呼ばれるものだが、その一本一本の中を光が点滅しながらゆっくり移動していく。この光の束は、時には天井から星空のように広がったり、光の滝のようにもなる。ベッドの隅に無造作に置かれているので、あまり違和感はない。

もう一方の壁を見てみよう。すぐそばに、「ソーラープロジェクター」という機器が置かれている。これに、オイル液の入った円盤を取り付けると、液体の動きによって幾何学模様が壁一面に広がり、見ている者の想像力を高めてくれる。

天井の一角にはミラーボールも吊るされている。ディスコにあるものと同じように四色のライトの色が自動的に変化し、回転をしながら部屋全体に無数の星屑を散りばめてくれる。寝たまま

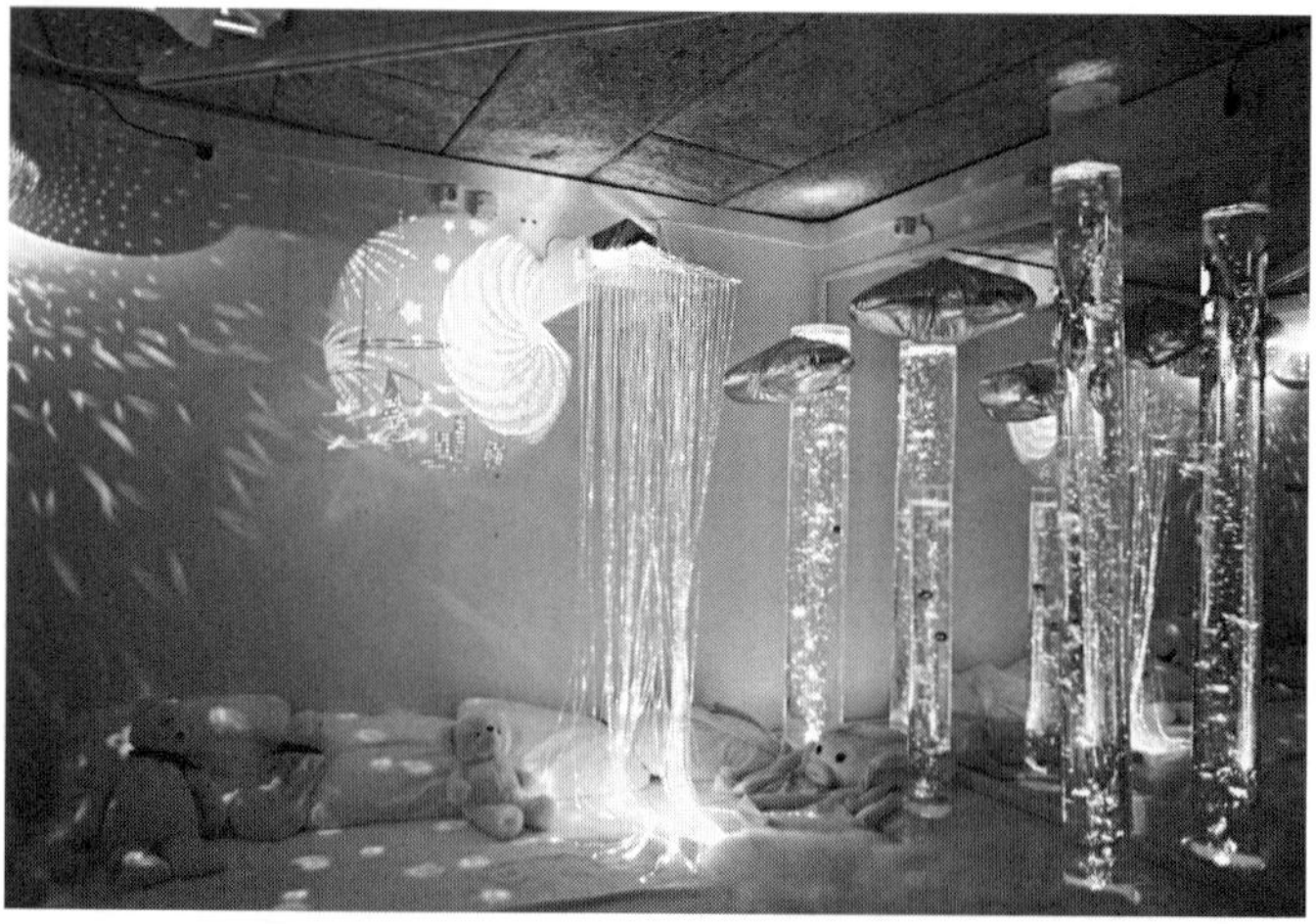

総合保育園「グレンタン」にあるホワイトルーム

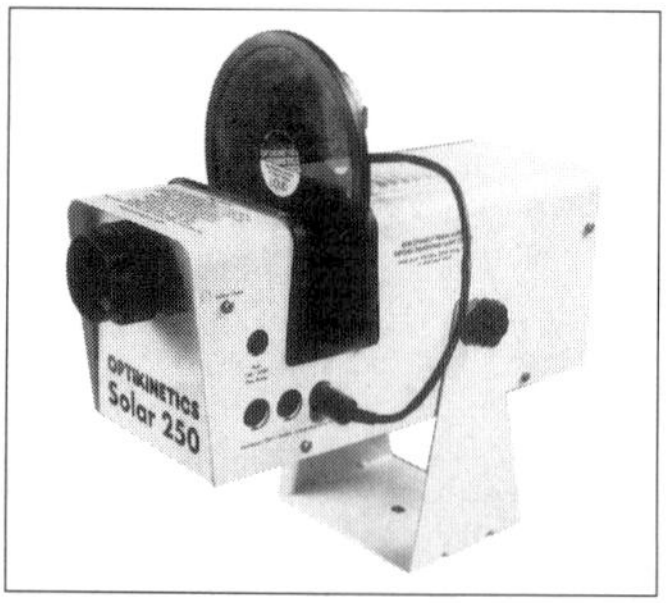

ソーラープロジェクター

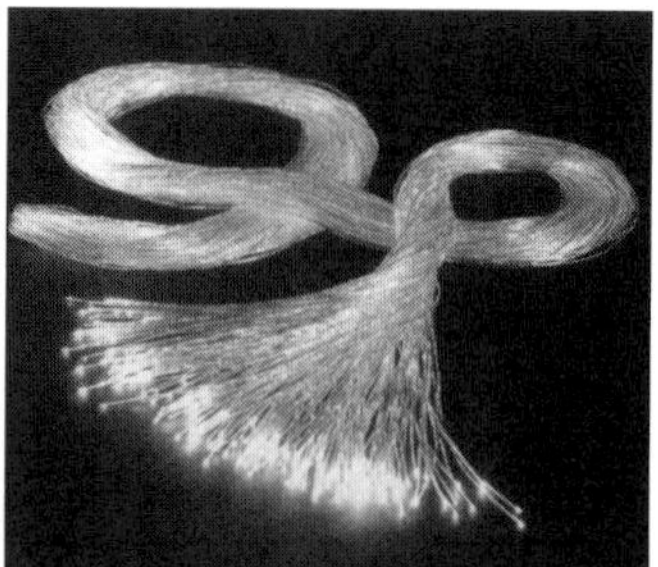

サイドグロウ

（写真提供：コス・インターナショナル）

天井や壁を見上げると、クリスマスのときに飾られるイリュミネーションのなかに身体を投じたような気分となる。

このように、さまざまなライトニング効果で視覚は存分に刺激される。このような非日常的な環境空間を利用者と付添人が共有すれば、一種の連帯感や安心感を生み出すことにもなる。何と言っても重要なのが、この連帯感や安心感である。それによってリラックス効果が得られ、ストレスが解消されることによって周囲から与えられる刺激に対しても反応が豊かになり、感覚機能が鋭くなっていく。

反応が豊かになるということは、意思疎通が可能になるということでもある。利用者の機嫌の良し悪しや、好奇心の有無、満足感などが伝わることで連帯感が芽生え、セラピストや家族

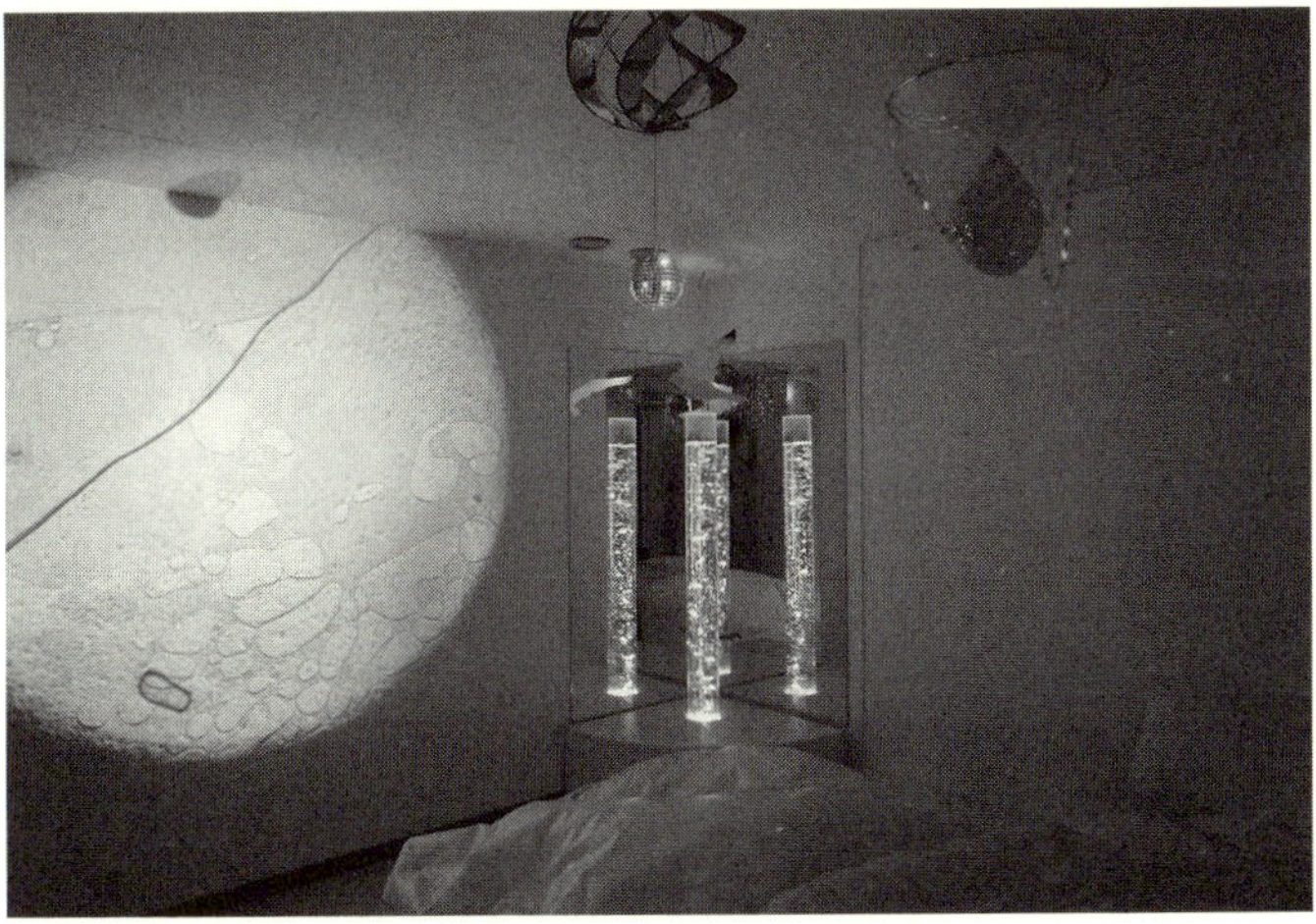

マルメ・ハビリテーリングセンター内のホワイトルーム

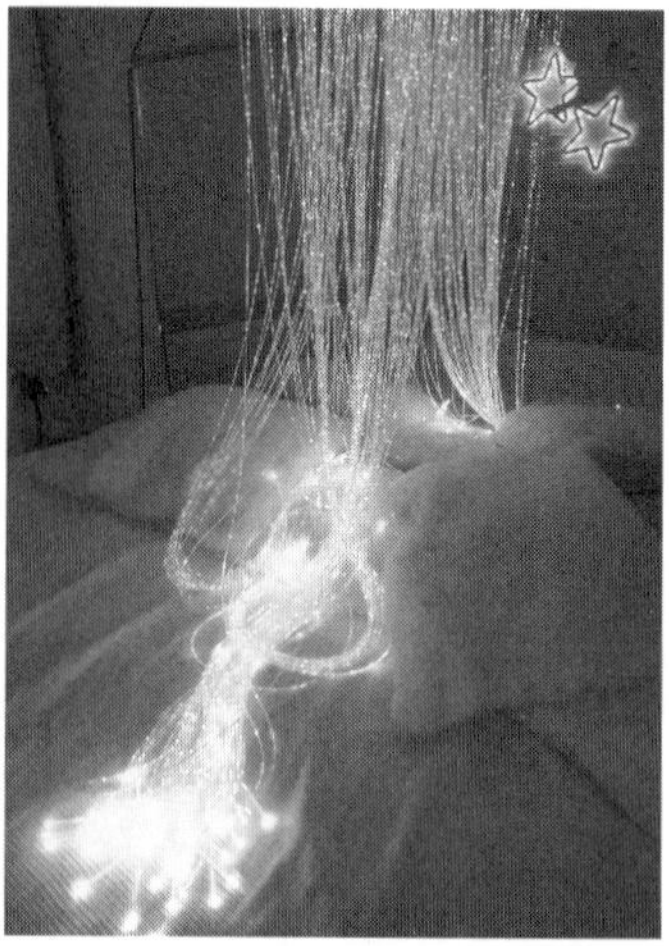

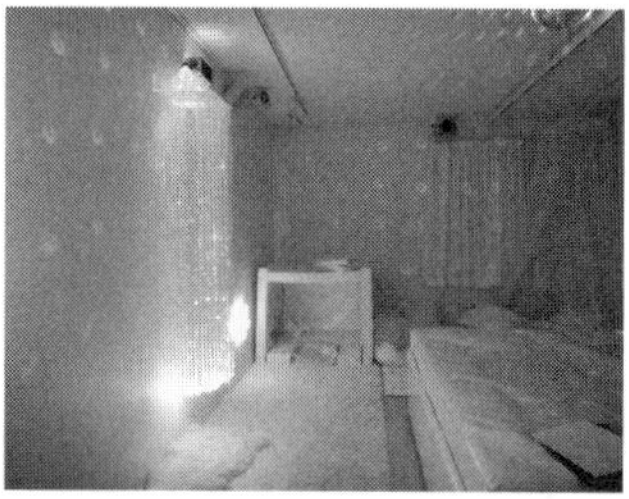

デイサービス「サフィーレン」に
設置されているホワイトルーム

特別訓練学級のホワイトルーム

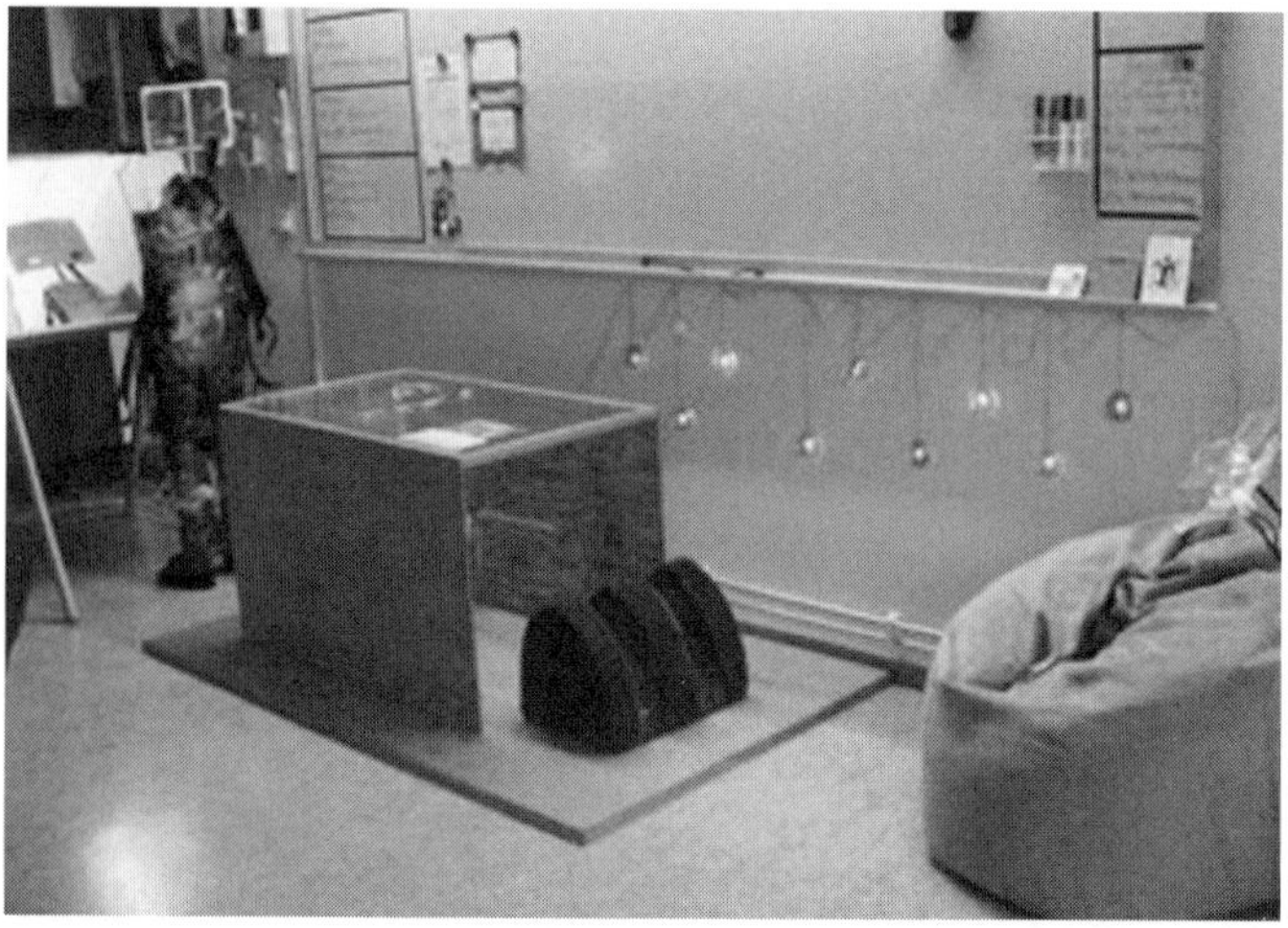

スウェーデンの小学校に設置されているスヌーズレン

と利用者の間でコミュニケーションが取れるようになる。

このホワイトルーム、実は多くの人びとが必要としている。前述したように、スヌーズレンの代表的な部屋ともなっているホワイトルームは、幼稚園、小学校、中学校、リハビリセンター、グループホーム、高齢者住宅など、スウェーデンではさまざまな所に設置されている（右の写真を参照）。

日本のように人口が多く、国土面積の狭い国では、一つの施設内にスヌーズレンの部屋を新たに確保するのは難しいと言われるかもしれない。しかし、都会においてさえ少子化が理由で廃校（および統合）になる学校があると聞くし、未使用となっている教室があるとも聞く。そのような空間を利用して、まずはホワイトルームだけでも設置していただきたい。障がいのある子どもだけでなく、多くの子どもたちにとっても有効な部屋となるはずだ。

アクティビティルーム

運動可能なアクティビティルームもあれば面白い。私がかつて勤務していたスウェーデンの「ハビリテーリングセンター」（ⅱページ参照）に設置されていたボールプールには、片側麻痺の子どもたちがよく来ていた。訓練しようと思わなくても、ただそこで遊んでいれば自然に訓練ができるのだ。

利用者はボールプールの中で転び、筋肉を最大限に駆使して立ち上がろうとする。再び転んでは、また起き上がる。麻痺した片側ほど、たくさんのボールが触れることになるわけだが、それによって神経系統が刺激されることになる。

そのほか、ボールを両手で空中に投げたり、ジャンプをしたりする。もちろん、転んでもまったく痛くない。たくさんのボールが身体を守ってくれている。時には、友達である健常児もこの部屋に来て、一緒に遊んでいる。

この部屋は、とにかく利用者が運動しやすいように工夫がなされている。四角、丸、長方形、円錐などさまざまな形をしたマットレスが所狭しと置かれており、滑り台やボールがいっぱい入ったボールプールなどがある。床や壁には、少々荒っぽいことをして遊んでも怪我をしないようにマットレスが備え付けられており、安全な部屋となっている。

部屋の中を簡単に紹介しよう。感覚統合で利用されている鳥籠のようなハンモックがあるかと思えば、マットの上によじ登って飛んで下りたりできるスペースもある。天井からはソーセージのような円柱型のマットがぶら下がっており、それに飛びついたり、しがみついたりといった遊びができる。

いずれにしろ、子どもだけでなく誰しもが興味をそそられるような造りとなっている。重度知的障がい児などは筋肉の機能低下が進んでいることもあるので、このような部屋で転がったり、

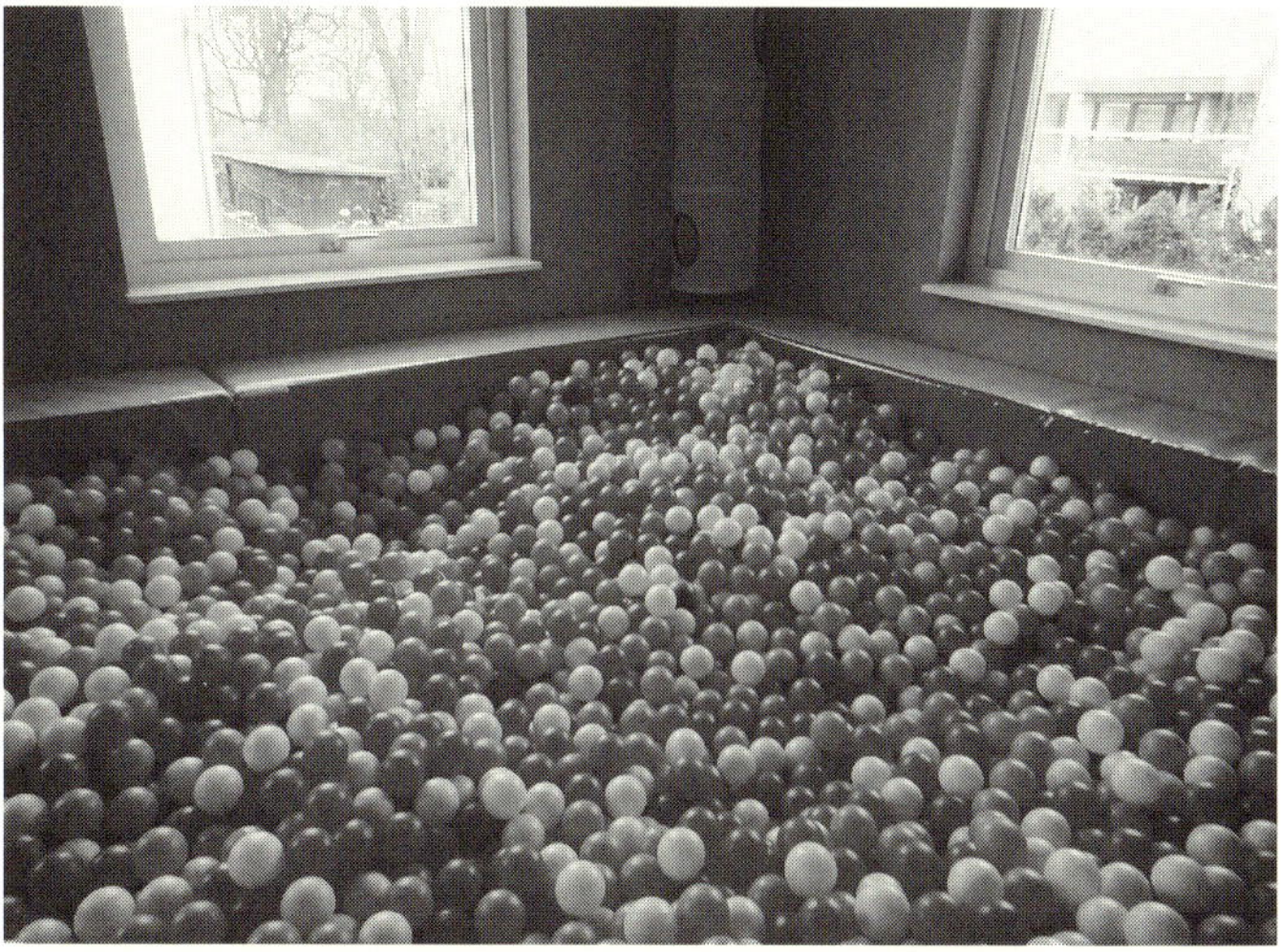

デイサービス「サフィーレン」の「太陽の部屋」

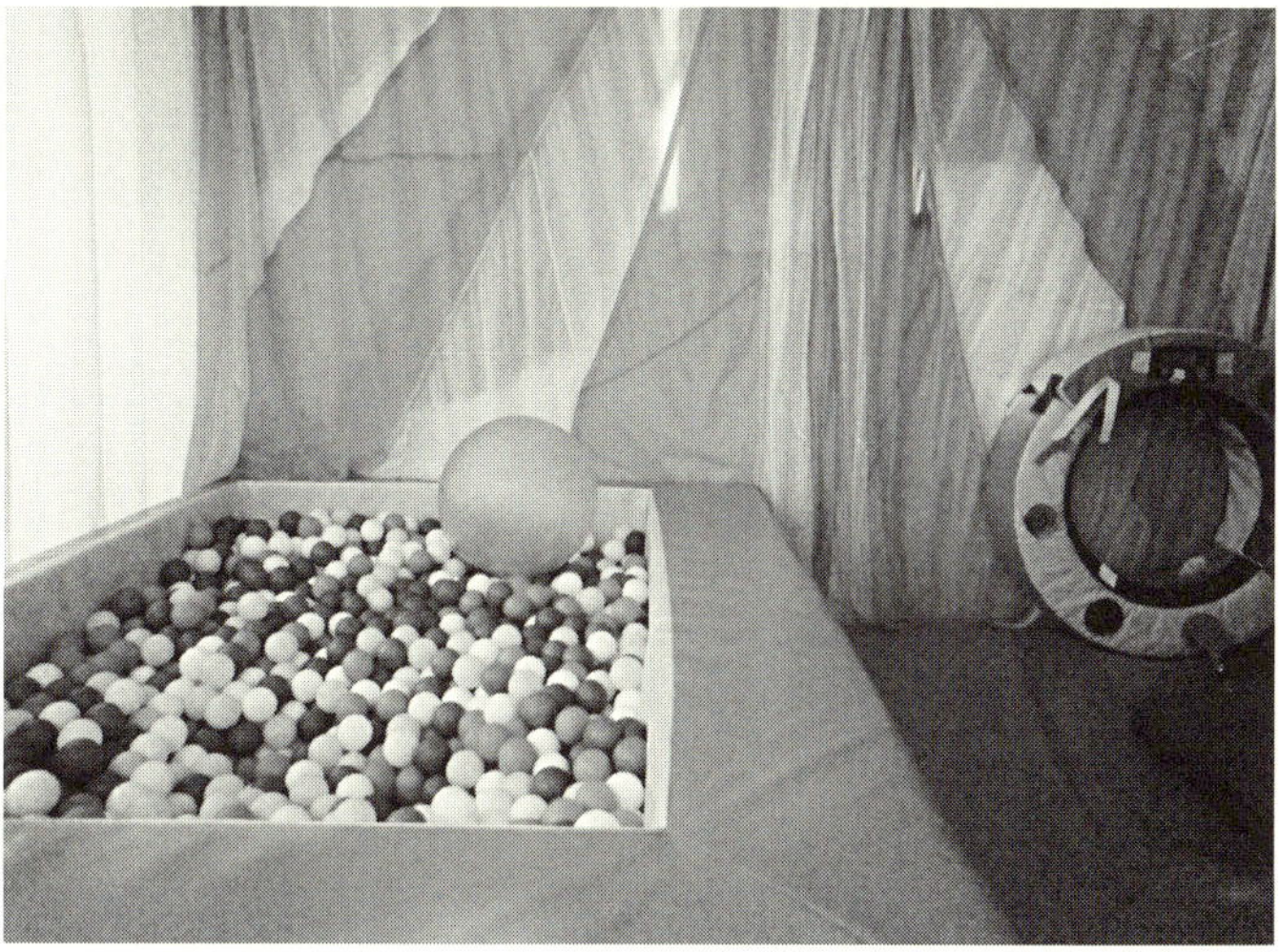

総合保育園「グレンタン」に設置されているアクティビティルーム

飛んだり跳ねたりすることでバランス感覚を養ったり、筋力アップも可能となる。

それ以外にも、壁や床には手で触ると光が点滅したり、音が出たりするオモチャが飾られている。知らずに触れるとビックリしてしまうが、思わず何度も試してみたくなる仕掛けとなっている。さらに、イルミネーションで飾ったり、最近流行のプロジェクトマッピングなどを利用して、想像力や好奇心を高めることも可能である。

ボールプールに飛び込んだ子どもが、ボールを外へ投げていた。付き添っている人は何も言わず、一緒にボールプールの中に入っている。見ると、子どもと同じようにボールを投げていた。楽しそうに何度もボールを投げたり、ボールの感触を試してみたりする子どもと付添人、その光景には何の違和感もない。言うまでもなく、付添人も同じレベルにいることを示しているわけだが、このうえない安心感を子どもに提供している。

誰かに促されたり、指示されてやるのではなく、積極的に自ら活動することのできるこの部屋は、子どもたちをはじめとして利用者の向上心を高めることにもつながっている。

ブラックルーム

暗室のような部屋、壁も床もホワイトルームとは対照的に暗い部屋となっている。最近はデジタルカメラを使う人が圧倒的に多いので、「暗室」と言われても知らない人がいるかもしれない。

まずは、暗室の説明をしておこう。

フィルムを使って撮るアナログカメラで撮影をした場合、そのフィルムを現像したり、焼き付けた印画紙を引き伸ばしたりするためには光がじゃまとなる。言うまでもなく、感光してしまって真っ白になってしまうからだ。そのため、窓やドアの部分には遮光カーテンも付けられている。このように光を遮断した部屋のことを「暗室」とか「現像室」と言っている。

真っ暗な中で現像作業ができるのか、という疑問をもたれることだろう。ご心配なく。印画紙を感光させないセーフライト（暗室用電球など）というものがあり、それを付けて作業を行っている。かつてカメラマニアの人たちは、自ら撮影した写真をこの部屋に籠もって現像から焼き付けといった作業に没頭していた。私の知り合いのなかには、休日の一日はこの部屋で過ごしてしまうという人もいたぐらいである。

確かに、同じモノクロの写真でも、デジタルカメラに比べると濃淡がはっきりとした仕上がりとなるため、味わい深い作品となる。ただ、フィルム代をはじめとして費用がかさむため、単なる写真好きには高級な趣味となっている。しかし、このアナログカメラ、愛好家のなかではいまだに根強い人気を誇っている。

さて、スヌーズレンのブラックルームだが、自閉症の人にはとくにお気に入りの部屋となっている。スウェーデンのある中学校を訪問したとき、教室の真ん中に椅子が一脚だけ入るという狭い四角形の部屋があった。まるで、間仕切りをしたように設置されていた。

担任の教師が言うには、子どもたちの要望でこのような部屋をつくったという。四角形の狭い部屋に好んで座って、一人ぼんやりとできる空間がこの特別学級には必要なのだという。見学していると、休憩時間になった途端、実際に入っていった子どももいた。事実、暗室を好む子どもたちがいるのだ。

ブラックルームは、このような自閉症傾向の人だけでなく、視力の弱い人（弱視）にもさまざまな効果が期待できる部屋となっている。蛍光塗料を塗ったモビールの飾りをぶら下げたり、イリュミネーションやネオンサインがイメージできる光などで飾ってもよいだろう。弱視の人には、このような光のコントラストが視覚において刺激になるという。

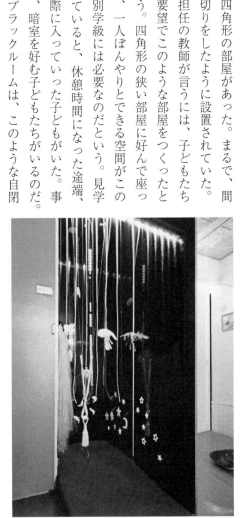

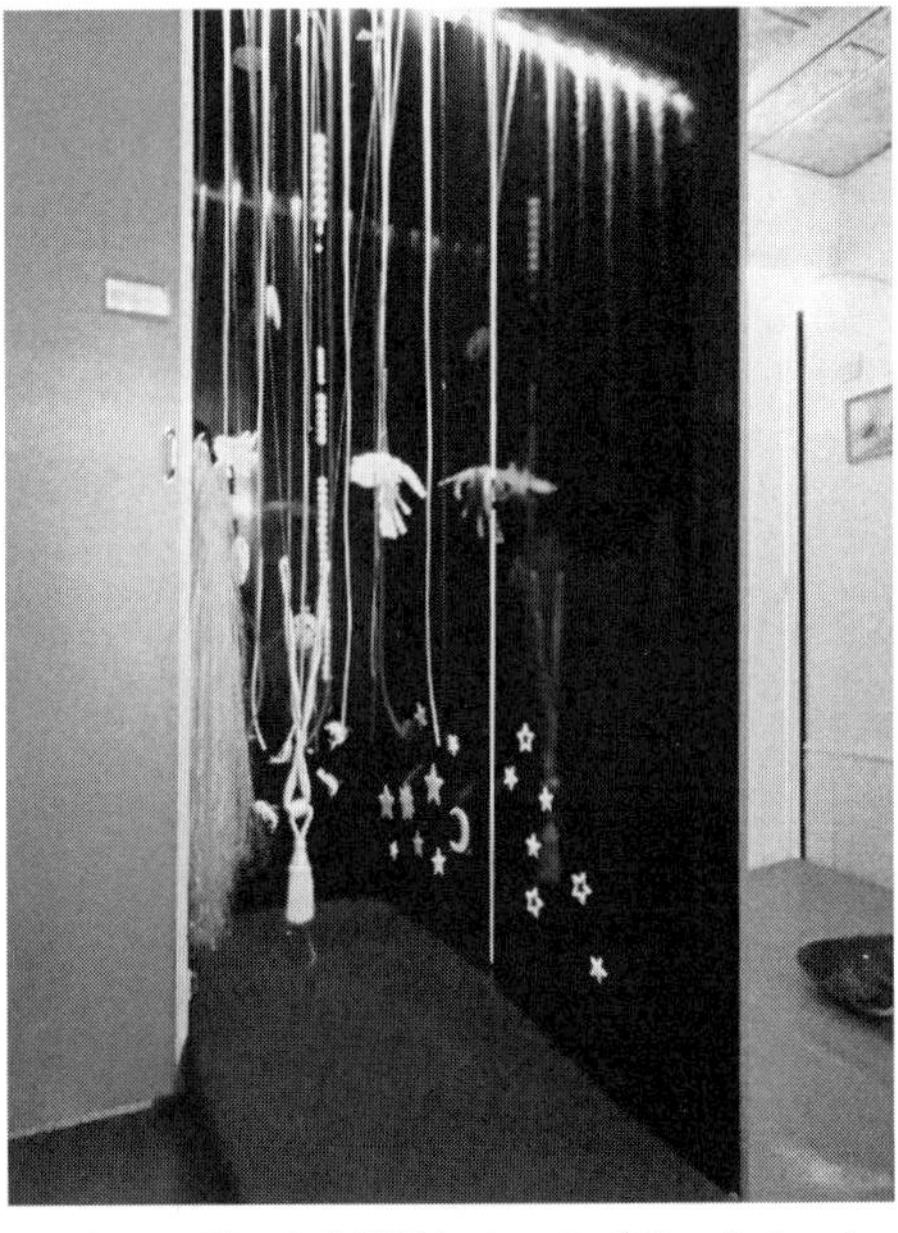
スウェーデンの中学校にあったブラックルーム

二〇一五年の夏、山口市に行ったとき「三笠産業」(1)という会社を訪れたことがある。ここは、農業支援・機能化学・食品加工事業などを展開している会社で、同年にブラックライトで光る「蛍光大型紙芝居」（七月発売）や「ひかる蛍光クレヨン」（八月発売）を発売して注目を浴びている。このような製品からも分かるように、同社の機能化学事業においてはスクリーントーン[2]の開発も行っており、その作業現場を見学させていただいた。

まず目を引いたのが、黒いコピー用紙に白い文字が印刷されている様子だった。弱視の人が読みやすいように、もっともコントラストのある黒い背景に白い文字でプリントアウトしているという。同じ発想で開発されたのが蛍光塗料の入ったトーンで、どんなに難しい絵画でも蛍光印刷ができるそうだ。

展示室で各種の印刷物を拝見したが、折り紙、和紙、Tシャツ、壁紙など、どれも素晴らしいものであった。各作品にブラックライトの蛍光ランプで照らすとスヌーズレンのブラックルームになりえる、と思わず想像してしまった。ブラックルームをつくるときには、ここにある作品のすべてが利用できそうで楽しくなってくる。

（1）住所：〒754-0005　山口市小郡山手上町1－10　TEL：083-973-0731

（2）イラストやマンガなどの作成時に使われているもの。白と黒の点などをある一定の比率で印刷されている特殊なシール状の画材で、絵に貼ったりして中間色や背景・衣服などの柄を表現するのに使われている。トーンと略する。

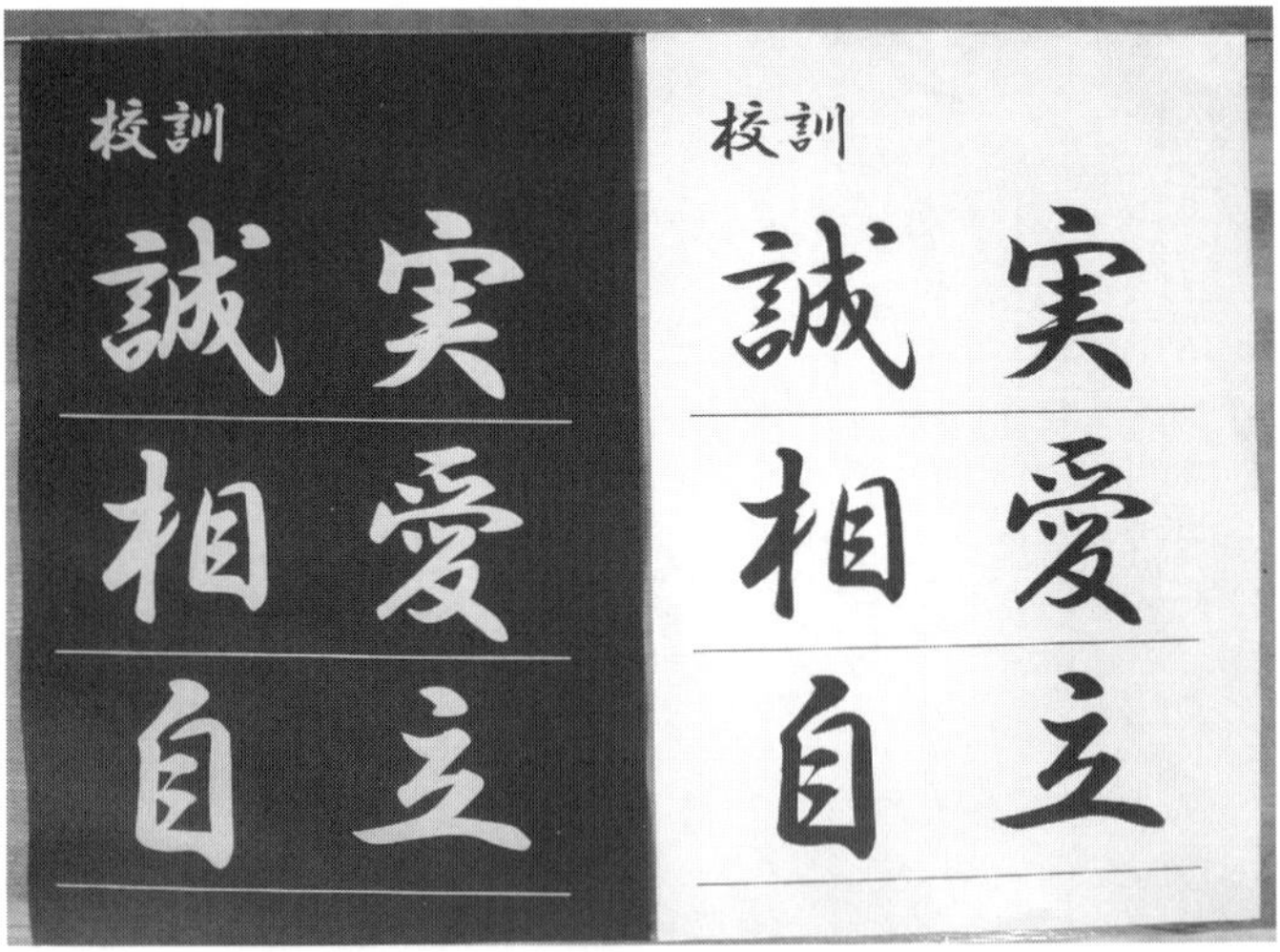

白黒対称の印刷（写真提供：三笠産業）

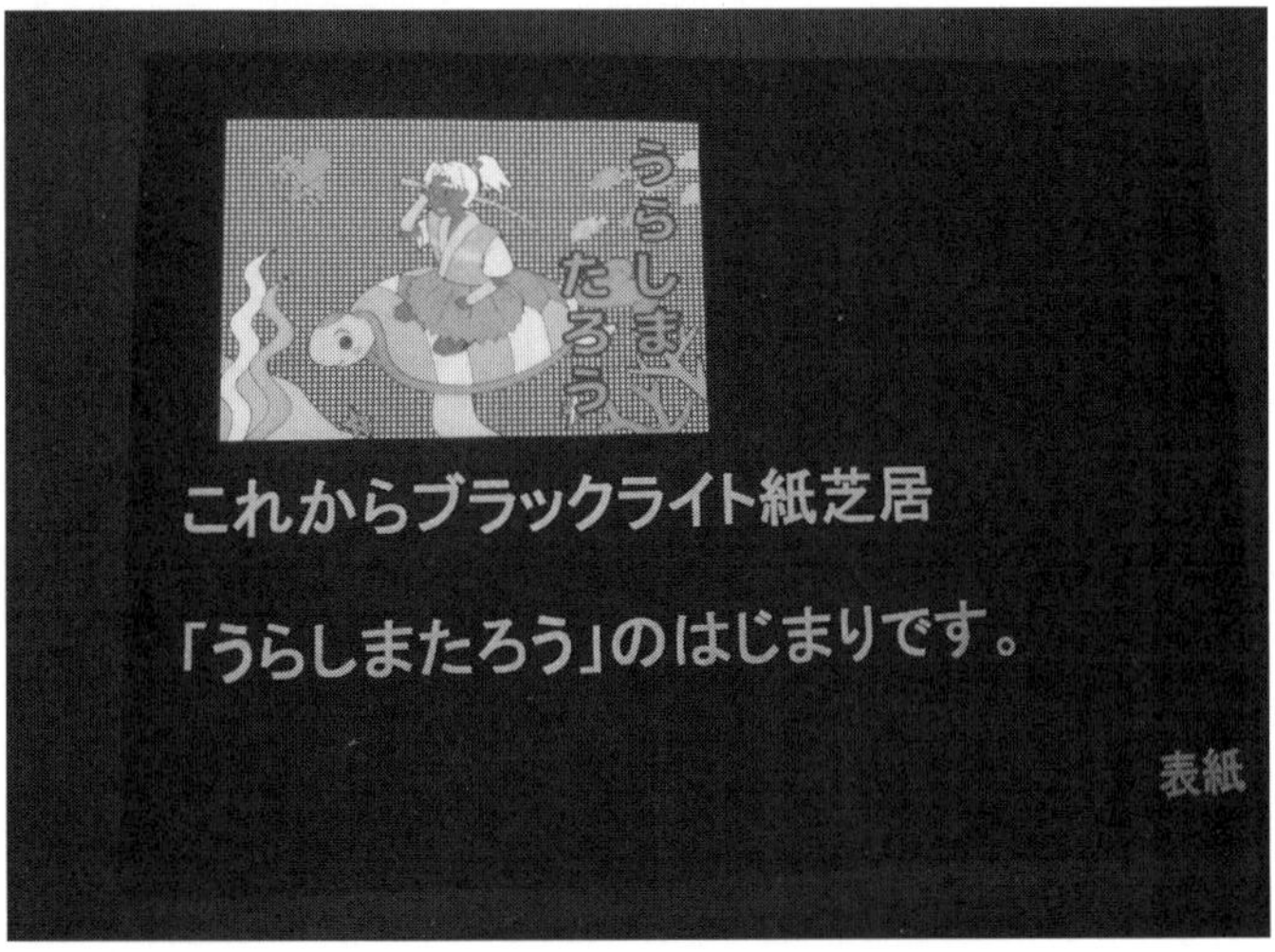

紙芝居を新たな形で再現（写真提供：三笠産業）

セッティングの仕方によっては、闇のなかに満天の星空を演出することも可能であろう。より幻想的な空間を提供することによって利用者は精神的に落ち着いた状態となり、懐中電灯を点滅させて遊んだり、蛍光塗料が塗られたオモチャを揺らしながら楽しむことができる部屋になりそうだ。いずれにしろ、ブラックルームをつくるときにはコラボレーションしたい会社である。

イギリス中央部、チェスターフィールド（Chesterfield）にスヌーズレンセンターを設立した作業療法士のキューイン（Joe Kewin）氏は、講演の際に次のように言っていた。

「一人でレストランに行って食事をすると、そのレストランの雰囲気を味わうよりも、単に空腹を満たすだけに専念してしまうだろう。しかし、そこに好きな人と一緒に行けば、レストランそのものの雰囲気を数倍楽しむことができるし、いただく食事も数倍美味しく感じられるはずである」

スヌーズレンも同じである。好きな人や心を許せる人たちとともに過ごすと、スヌーズレンの環境を十分味わうことができるし、同じ空間にいることで新しい発見も見いだせる。何より、互いの表情を読み取りながらの新しいコミュニケーション形態が必然的に生まれてくる。

これらの部屋以外にも、マッサージルームやジャグジールームなどがあるが、それらの説明は前著を参考にしていただきたい。

疾病別のスヌーズレンのあり方

言うまでもなく、スヌーズレンを利用される人にはさまざまな症状が見られる。そのような人たちに、同じスヌーズレンを同じように利用してもらっても効果は見込めない。ケースバイケースであるということをふまえたうえで、さまざまな工夫を凝らしていく必要がある。

以下で述べることは、私のこれまでの経験から気付いたことである。多少なりとも参考になると思うので記していくが、決して「こうしたほうがよい」ということではない。あくまでも現場で働いているスタッフのみなさんが考え、オリジナリティーにあふれたスヌーズレンを創設してもらいたいと思っている。

発達障がい者のためのスヌーズレン

発達障がいとは、自閉症や自閉症スペクトラム、広汎性発達障がい、アスペルガー症候群、高機能自閉症、ADHD（注意欠陥多動性障がい）、LD（学習障がい）などの総称である。ここでは、主に軽度の発達障がい者を対象にして述べていきたい。

ちなみに「軽度」とは、知的障がいがなく、コミュニケーションや社会的交流が少し難しい人々のことを指している。場の空気が読めないとか、自己中心的であるため、興味のあることに関しては細部に至るまで話さないと気がすまないが、同じことを繰り返したり、理屈っぽい言動になることが多い。周りの人たちは、「面倒なやつだなー」とか「短気ですぐに怒る変なやつだなー」と敬遠しがちとなる。

このような人たちは集中力がないように見えるが、実は非常に細かいところに目が届くため、一般的なスヌーズレンに加えて、少し意表のついたモノを部屋に設置すると面白い空間となる。たとえば、鏡を覗くとライトが永遠に続いているかのように見えたり、ステレオグラムのように、絵をじっと見ていると立体的にモノが浮かんできたりして楽しめるものである。また、コミュニケーションにも難があるため社交性に乏しいことをふまえて、手で押したりすると声の返事が返ってくるオモチャなども喜ばれるだろう。

いずれにしろ、発達障がい者の人たちは興味心が旺盛なので、あらゆることに対して探究しようとする姿勢がよく見られる。触ったり、動かしたり、自ら飛んだり跳ねたりもするため、スヌーズレンの部屋に設置するものは耐久性の高いものが必要となる。

ある日、ハビリテーリングセンターのスタッフが、ＡＤＨＤの子どもたち八人とともに新しくできたスヌーズレン（ホワイトルーム）を体験しようとやって来た。ホワイトルームに入るやいなや部屋中のモノを手にしたかと思うと、ウォーターベッドでは壊れそうなくらい飛び跳ねるなど、大声を上げての大変な騒ぎになってしまった。前述したように、ホワイトルームはリラックスをする場である。にもかかわらず、真逆の状態となってしまったのだ。

血相を変えたスタッフが私を呼びに来た。すぐさまホワイトルームに行くと、スタッフがオロオロしている。部屋の中にかかっていた音楽のボリュームを、私は最大限に大きくした。驚いた子どもたちが私のほうを見た。そして、一気にボリュームを落として、「この部屋は大声を出さずにささやく所なの。歩く場合も、つま先でそーっと歩く部屋なのよ」と小さな声で指示し、部屋の中を言葉どおりゆっくりと歩いてみせた。それから、グループを四人ずつに分けて、一方のグループにはアクティビティルームに行ってもらった。

その後、心臓の音に近いリズムの曲を部屋に流し、ゆっくりとつま先で私が歩いていると、その様子がおかしかったのか、子どもたちも真似をしてつま先で歩き、小声で話すようになった。これで、大騒ぎをすることはなくなった。もちろん、ホワイトルームはつま先で歩く部屋でもなく、ささやく部屋でもない。とっさの判断で行ったことだが、想像以上の効果があった。

あとでスタッフと話したのだが、どうやら、みんなで楽しもうという目的でホワイトルームを利用したかったそうだ。私は、たくさんの人にスヌーズレンを知ってもらいたいし、さまざまな利用目的があってもいいと思っている。それゆえ、少しぐらい理念から外れても、みんなが楽しめるのであればいいかなとも思っている。しかし、発達障がいをもっている子どもたち、とくに多動性傾向にある子どもたちを一堂に集めて遊ぶには少々無理があったようだ。このとき以後、子どもの人数を減らして利用してもらうようにした。

理念どおりに使用された例も紹介しておこう。

高校に通っているアスペルガーの子どもたちは、同じホワイトルームを非常にゆるやかに、また静かに利用してくれた。なかには、何の反応も示さない子どももいたが、ゆっくりとこの部屋の空間を楽しんでいた。それ以後、自分で選んだＣＤを持ち込み、好きな曲を聴いて過ごすといった形でリラックスできる部屋となっていった。また、あるときには、ハビリテーリングセンター内にある広い体育館をアクティビティルームとして、自由に遊べるようにした。そこには、跳び箱やマット、平衡台、トンネル、ジャンピングボール、バランスボール、フラフープなどといった面白い遊具を床に並べて、一周できるようにした。すると、発達障がい児でも、とくに多動性のある子どもたちが喜んで次から次へと試していった。

跳び箱は、飛び越さなくてもいい。どんな形であれ、上って下りればよい。もちろん、うまくはできないが、それぞれの能力で工夫して遊んでいた。当然のごとく、運動感覚の早い子どもと遅い子どもが出てくる。そのときには、順番を待つという訓練にもなった。

体育館という広い所なので、スケートボードなどをはじめとして普段試せない遊具を取り入れたこともある。珍しいのか、好きな恰好で動かしていたのを思い出す。

重度知的障がい者のためのスヌーズレン

重度知的障がい者のためにつくられたのがスヌーズレンと言えるわけだが、これまでの私の経験から言うと、重度の知的障がいをもっている人々には「必須」とまで言えるのがスヌーズレンだと思っている。

重度知的障がい者の行動を見ると、常人には考えられないような行動をしている光景をよく目にする。片手で自分の頭を叩いたり、腕や指を噛んだり、座ったまま長時間にわたって身体を前後に揺すり続けたり、クルクル回るオモチャを凝視し続けたりしている。一般的には、それらの行動は病的なものとして受け取れるわけだが、本人はいたって平穏な表情のままである。

もし、そのような行為を禁止したり、強制的に抑制させようとすると、彼らの成長にゆ、が、み、が生じることになる。そして、これらの行動がより激しくなったり、パニック症状を引き起こす要因にもなる。

正しい成長を促すためには、これらの異常行動や自傷行為に代わるものを見つけなければならない。スヌーズレンルームというリラックスした空間の中で安心感を得ながら過ごし、感じられる適度の刺激から自傷行為に代わる何かを発見し、興味を示すようになっていけば行動様式も変わっていく。一例を挙げると、次のようなことがあった。

日頃から、服を脱いでは裸になりたがる人がいた。よくよく聞いてみると、床のひんやりとした冷たさが大好きである、ということであった。そこで、代替品として保冷剤の入った袋をわたしたところ、それを頬にあてるようになり、服を脱ぎ出すという行為が収まったのだ。

このように、スヌーズレンルームの中で利用者をじっくりと観察したり、ともに時間を過ごすことで異常行動を誘発している要因などが分かり、是正に向けた活動へともつなげることができる。

障がい者施設で働くスタッフが一番不安に思っていることは、「何にもしてあげられないけれど、これでいいのだろうか？」というものである。とくに、多人数での支援施設が多い日本では、一日中寝転がったり、部屋の片隅にうずくまったり、檻の中のクマのように右往左往したり、壁に頭を幾度となくぶつけたり、奇声を発したりといった重度知的障がい者の行動を、このまま毎日続けさせてよいのだろうかとスタッフたちは悩んでいる。

こういう所にこそスヌーズレンを設置し、スタッフとともに利用者の日常生活の一部を補うことができれば、全員が充実した生活を送れるようになる。

一般的に、このような施設の日課は以下のようになっている。

起床、トイレ、朝食、歯磨き、みんなとの集まり、作業の時間、午前中の散歩、フリータイム、昼食、トイレ、休憩、フリータイム、畑仕事、みんなとの集まり、手洗い、夕食の準備、夕食、入浴、就寝。

このような日課を立てるときにスヌーズレンを導入すればよい。たとえば、フリータイムや作業、散歩の代わりにスヌーズレンを取り入れるのだ。それをルーティーンとすれば、利用者を含む全員がほっとできる時間をつくりだすことができるので日常生活にも余裕が生まれてくる。その部屋は、ホワイトルームでもアクティビティルームでもよい。あくまでも、利用者にあった形で設置すればよい。

このように構成された日課表を利用者のためにつくるのが、スタッフ本来の仕事である。利用者の人数が多くて準備は大変だと思うが、一度日課表をつくって利用者との訓練をはじめてしまえば、利用者も慣れるにしたがって自由になれるので手がかからないようになる。とはいえ、当初は大変な労力を必要とすることを覚悟しておかなければならない。

高齢者のためのスヌーズレン

日本は、四人に一人が高齢者（六五歳以上）という時代に突入した。高齢者人口は三三八四万人（総務省統計局、二〇一五年九月一五日現在）となり、総人口に占める割合は二六・七パーセントとなっている（**表2-1**参照）。ちなみに、八〇歳以上は前年比三八万人増の一〇〇二万人（同七・九パーセント）となり、初めて一〇〇〇万人を超えている。

高齢者人口が増えれば認知症が増加する、ということは言うまでもないだろう。その認知症だが、さまざな種類がある。アルツハイマー型、レビー小体型、脳血管性など、大きく三つに分けられる。いずれも、認知程度が低下しているというのが共通の症状である。ご存じのように、高齢者施設には認知症の方々がたくさんいる。彼らをそのまま放置しておくということは、ますますその症状をひどくさせてしまうことになりかねない。

予防するためにも、常に声かけをし、会話をしなければならない。また、いろいろの運動をすることで身体機能を劣化させないように注意を払い、脳の活性化に励まなければならない。とはいえ、施設の中でのスタッフの仕事量は基本的に多く、とてもじゃないが一人ひとりの利用者に対応するだけの余裕はない。高齢者施設であれ障がい者支援施設であれ、共通となっている問題点は、利用者のニーズとスタッフによる支援の間に大きなひずみがあるということだ。

こういう場所にもスヌーズレンを設置して、一日のうちの少しの時間でも楽しく過ごせる場所があれば高齢者も喜ぶはずである。高齢者のために、ホワイトルームやアクティビティルームをつくればよいのだ。ただし、その部屋には、高齢者が昔馴染んだモノが置いてあることが必須となる。たとえば、足踏みミシンや洗濯板があれば昔やっていたことを思い出すだろうし、スタッフが「これはどういうふうに使うの？」と尋ねれば、たとえ認知症があってもその利用方法を思い出して語ることだろう。

このような部屋を「スヌーズレン」と呼ばないで「昭和の部屋」とでも名付けるのもいいかも

表2－1　高齢者人口および割合の推移

年　次	総人口（万人）	高齢者人口（万人）				総人口に占める割合（%）			
		65歳以上	70歳以上	75歳以上	80歳以上	65歳以上	70歳以上	75歳以上	80歳以上
昭和25年（1950）	8320	411	234	106	37	4.9	2.8	1.3	0.4
30年（1955）	8928	475	278	139	51	5.3	3.1	1.6	0.6
35年（1960）	9342	535	319	163	67	5.7	3.4	1.7	0.7
40年（1965）	9827	618	362	187	78	6.3	3.7	1.9	0.8
45年（1970）	10372	733	435	221	95	7.1	4.2	2.1	0.9
50年（1975）	11194	887	542	284	120	7.9	4.8	2.5	1.1
55年（1980）	11706	1065	669	366	162	9.1	5.7	3.1	1.4
60年（1985）	12105	1247	828	471	222	10.3	6.8	3.9	1.8
平成 2年（1990）	12361	1493	981	599	296	12.1	7.9	4.8	2.4
7年（1995）	12557	1828	1187	718	388	14.6	9.5	5.7	3.1
12年（2000）	12693	2204	1492	901	486	17.4	11.8	7.1	3.8
17年（2005）	12777	2576	1830	1164	636	20.2	14.3	9.1	5.0
22年（2010）	12806	2948	2121	1419	820	23.0	16.6	11.1	6.4
24年（2012）	12750	3074	2256	1517	892	24.1	17.7	11.9	7.0
25年（2013）	12726	3186	2317	1560	930	25.0	18.2	12.3	7.3
平成27年（2015）	*12660*	*3395*	*2424*	*1646*	*1013*	*26.8*	*19.1*	*13.0*	*8.0*
32年（2020）	*12410*	*3612*	*2797*	*1879*	*1173*	*29.1*	*22.5*	*15.1*	*9.4*
37年（2025）	*12066*	*3657*	*2950*	*2179*	*1339*	*30.3*	*24.5*	*18.1*	*11.1*
42年（2030）	*11662*	*3685*	*2949*	*2278*	*1571*	*31.6*	*25.3*	*19.5*	*13.5*
47年（2035）	*11212*	*3741*	*2945*	*2245*	*1627*	*33.4*	*26.3*	*20.0*	*14.5*

資料：昭和25年～平成22年は「国勢調査」、平成24年及び25年は「人口推計」

　　　平成27年以降は「日本の将来推計人口（平成24年１月推計）」出生（中位）死亡（中位）推計（国立社会保障・人口問題研究所）から作成。

注１）平成24年及び25年は９月15日現在、その他の年は10月１日現在。
　２）国勢調査による人口及び割合は、年齢不詳をあん分した結果。
　３）昭和45年までは沖縄県を含まない。
出典：総務省統計局。

しれない。コマ、凧、竹、畳、ゴザ、火鉢《ひばち》、蚊帳《かや》など、高齢者が知っている道具を置くことで記憶を蘇らせることが可能となる。そして、くどいようだが、そのような部屋でスタッフとの新しいコミュニケーションが増えるとなおいいだろう。

利用者一人ひとりの過去を知ることは、彼らが歩んできた歴史を知ることになり、彼らの仕事や趣味を知ることでスヌーズレンルームに何を置くべきかも自ずと分かってくる。かつて流行した歌謡曲などを流したら、目の輝きがまちがいなく変わるはずだ。ひょっとしたら、三味線や大正琴を置けば弾く人も出てくるかもしれない。スヌーズレンだからこうあるべきだ、という固定観念にとらわれず、利用者一人ひとりの好みを知ることが先決である。

障がい者支援施設にこそ必要とされるスヌーズレン

重度知的障がい者のところでも記しているが、重要なことなので繰り返し書いておこう。

肢体不自由ではないが、重度知的障がい者を受け入れている障がい者支援施設が日本中の至る所にある。そのいくつかを見学し、私はコンサルタントとしてこれまで活動をしてきた。初めて見たときの印象は、働いているスタッフも利用者も疲れ切っているように見えたことだ。

ほかに行く場所がないせいなのか、利用者の年齢層も壮年が多かった。もちろん、入所者数も多くて、五〇人から一〇〇人近いという施設が多々見られた。そのせいか、自立支援とは名ばかりで利用者に自由はなく、スタッフは日常の介護に追われて一日が終わるという現状であった。

人口が多いせいで集団収容を余儀なくされている状況を見るにつけ、北欧ではじまったノーマライゼーション(3)とはかけ離れていることを残念に思う。北欧では、デンマークのニルス・エリク・バンク゠ミケルセン（Neils Erik Bank-Mikkelsen・1919〜1990）氏やスウェーデンのベングト・ニリエ（Bengt Nirje・1924〜2006）氏などが一九六〇年代にノーマライゼーションを推進し、集団収容施設が廃止された。何らかの機能障がいをもっていても、健常者と同等の権利をもって社会生活を営み、人生を有意義に過ごせるようにあらゆる支援がなされるというのが北欧のノーマライゼーションの定義となっている。

現在の日本でノーマライゼーションは不可能なのだろうか。いや、決してそうではない。施設環境を見れば、どこも近代的で素晴らしく、個々の利用者が難なく暮らせる空間は十分にある。しかしそこでは、日本でいうところの健康管理、つまり医療系の規制があまりにもかかりすぎているために障がい者を拘束してしまっている。つまり、受け身の生活だけとなって一層障がい者にしてしまうという傾向がうかがえる。辛らつな批判であろうが、私が望んでいるのは、あくまでも障がい者支援施設の中で暮らしている利用者の自由と主体性の確保、そして熱心なスタッフの労働環境を改善することである。

言うまでもなく、障がいをもっている子どもが施設においてケガをしないことや、病気にならないことを保護者は願っている。ごく一般的な希望であることは分かっているが、利用者が施設に居住するということは、そこが一つの家庭環境になるということをふまえていただきたい。

いくら気を付けていても事故が起こるのは、家庭内が一番多いのだ。にもかかわらず、施設内においては一つとして危険な目に遭わせるな、と保護者は願っている。それが極度の要求となってしまうと、施設で働くスタッフは何事も起こらないように保護に徹することになる。故意でもないのに何か問題が起こった場合の責任追及が厳しいとなると、スタッフは毎日を恐々と過ごすことになってしまう。

いずれの施設のパンフレットにも、楽しい生活と自立を約束する素晴らしいビジョンが書かれている。しかし、その裏側では、スタッフも利用者も、徹底した管理体制のもとでの生活を余儀なくされている。ゆえに、スタッフは行きすぎた健康管理を行い、利用者は人間らしい生活からかけ離れた日々を送ることになる。まさしく負の連鎖で、これを断ち切らないことには人道的な障がい者支援施設にはなりえない。人間的な価値観を重視し、鳥瞰的な視点のもとで施設のあり方を考えてもらいたい。

日本における日常生活の改善方法として、私は声を大にしてスヌーズレンをすすめたい。広い

（3）（normalization）一九六〇年代に北欧諸国からはじまった社会福祉をめぐる社会理念の一つ。

部屋をアクティビティルームに改装し、ほかの部屋はホワイトルームにする。そして、日課のなかで、利用者がどちらかの部屋を利用できるようにすればいいのだ。アクティビティルームには、前述したようにボールプール、トランポリン、クッションなどを置いて、利用者が自由に選べるようにしてもらいたい。スヌーズレンの理念のもと、利用者自らが選んだものを活用することは自立の一歩にもなる。

このような時間が増えれば、スタッフもそれぞれの利用者を管理する必要がなくなってくる。部屋の隅でゴロゴロとしている人も、ホワイトルームで過ごすだけで適度な感覚刺激が受けられるのだ。また、中庭や裏庭を自由に散歩できるようにして、アウトドア用のスヌーズレンを設置することができれば、ピクニックをしたり、ボール遊びをしたりして、それぞれが好みの形で庭を堪能することも可能になる。

利用者を小グループに分けて、買い物、カラオケ、ボーリング、演劇、コンサートなどにスタッフが連れていければ、計画をするスタッフも仕事が楽しくなってくるかもしれない。危険だから外に連れ出さないでくれ、と頼む保護者などはいないだろう。たとえ、運悪く何かトラブルが起こっても、楽しい活動に参加するためのものであれば保護者も納得をするのではないだろうか。健常者だからといって怪我をしないということはない、このことを忘れないでいただきたい。

もちろんスタッフは、可能なかぎり危険を回避しなければならないし、活動に伴う事故や危険性については事前に認識しておかなければならない。保護者会のときなどに、社会参加をする意義や活動枠を広げるためには、何らかの危険が潜んでいることをしっかりと伝える必要がある。

このような自立に向けての考え方は、世界保健機関（ＷＨＯ）によって提唱された「国際生活機能分類（ＩＣＦ）[4]」に基づくものである。そこでは、健康であるための条件として、たとえ機能障がいがあっても何らかの形で社会参加することを挙げている。障がい者支援施設の利用者が行きすぎた介護管理から離れて、自由に活動する時間が増えれば自立を促進させることになり、健康な生活が保持できるということである。そのためにも、自由に活動ができ、自分で選べるスヌーズレンがもっとそれらの施設に設置されることを切に願っている。

一気呵成に説明をしてきたが、保護者からスヌーズレンとは何かと問われて、その説明にスタ

（4）（International Classification of Functioning, Disability and Health）人間の生活機能と障害の分類法として、二〇〇一年五月、世界保健機関総会において採択された。これまでのＷＨＯ国際障害分類（ＩＣＩＤＨ）がマイナス面を分類するという考え方が中心であったのに対して、生活機能というプラス面から見るように視点を転換し、さらに環境因子などの観点を加えたことが特徴となっている。厚生労働省では、ＩＣＦの考え方の普及および多方面での活用を目的として、ＩＣＦの日本語訳となる「国際生活機能分類――国際障害分類改訂版」を作成し、ホームページ上での公表を行っている。

ッフが悩むかもしれないので、簡単にその答えを伝授しておこう。

「この部屋は、まるで遊園地で遊んでいるかのように、利用者がもつあらゆる感覚に適度の刺激を与え、自らの力で成長していける部屋なのです。彼らにとっては、ゆっくりと遊びながらいろいろと学べる部屋なので、何か大好きなものなどがあればスタッフに教えてください」

このように答えれば、「ああ、そういえば小さいころタオルの切れ端が好きだった」とか「ぬいぐるみとか耳たぶのような柔らかいものが好きだった」のように、ほとんどの保護者は理解して話してくれるものだ。これらの答えに耳を傾けて、スタッフは利用者が喜ぶものを持ってスヌーズレンルームに入ればいいのだ。その部屋で、利用者が大好きなものを発見したときの反応がとても楽しみである。

以下では、このような小物などを使って設置できるスヌーズレンを紹介していく。

屋外でのスヌーズレン

屋外に豊富な自然があって、そこを頻繁に利用することができるならば、わざわざスヌーズレンを設置しなくてもいいだろう。しかし、そういう環境が屋外にある施設は少ないであろう。街なかにある施設などでは、ある程度の感覚が体感できる自然環境を庭などに設置してほしいものである。

たとえば庭に、砂地、コンクリート、石道、砂利、板、低い段差のある階段、傾斜のある坂道などを造って、足の裏が刺激されるようにする。とくに天気のよい日などは、そのような所を裸足で歩くとさまざまな刺激を体感することができる。このような環境は、車椅子を利用している人にも有効である。地面の違いが異なる振動として身体に伝わってくるのだ。風が吹けば風鈴の音がし、灯篭や提灯の明かりが見えたりするとなお風情が出るし、日本人にとってはこのうえないスヌーズレンとなるだろう。

最近では、温泉地だけでなく「足湯」もちらほらと各所に設置されているようだ。この足湯も、それぞれ異なるものが湯の底や座るところに置いてあれば、足の裏と同じくお尻も刺激されるので面白いかもしれない。砂、砂利、ビー玉、石ころ、竹など、ちょっと考えればさまざまなものが周りにあるだろうから多いに利用すればよい。

このように、常に利用者のことを考え、柔軟な発想のもとアイデアを出し、ワンパターンにならないように利用者とともにスヌーズレンをつくりあげていけばいいだろう。スタッフに必要とされるのは、そのための努力である。

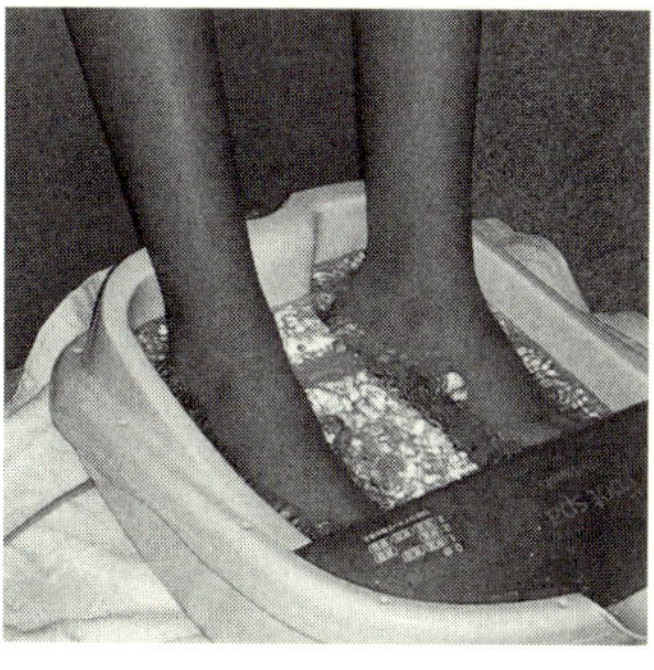

部屋の中でも行える足への刺激。
中に発砲スチロールが入っている

ベッド脇のスヌーズレン

ある日、依頼があったので大規模で有名な施設を訪れた。そこの院長と医師は、先進医療の実施とともに、ここに入院している子どもたちの命をいかにして守っているかを誇らしげに語っていた。頷いて聞いていたものの、私は心の中で現状の悲惨さを嘆いていた。

私の目の前でベッドに横たわっていた重度知的障がいの利用者は、気管切開、胃ロウをして寝たままの状態であった。このまま、一日中過ごしているという。施設自体は広く、個室もスウェーデンの病院に勝るとも劣らないほどの設備が整った部屋であった。案内してくれた医師は自慢げに、「スウェーデンから視察に来た医師が、この先進治療を見て驚き、感嘆していた」と言う。しかし私には、それが不思議でならなかった。ひょっとしたら、スウェーデンの医師はこの利用者の状態を見て、延命治療のすごさを皮肉って感嘆したのではないだろうか。非人間的な生き方を強いられているベッドでの生活は、決して称賛されるべきものではない。

私が勤務していたハビリテーリングセンターにもマッサージルームがある。その部屋の真ん中にはベッドが置かれており、外来で来る障がい児にマッサージ士が三〇分ほどの施術を行っている。ふと気が付いて天井を見ると、ベッドの上に真っ赤なチェリーが一つぶら下がっていた。珍しく思って、マッサージ士に「なぜ、チェリーがぶら下がっているのか」と尋ねた。

「チェリーを見つけると、あれは何か、なぜこんなものがあるのか、おいしそうだ、欲しいなーなどと子どもが考えるから、ぶら下げている」と言う。時には、チェリーが風船だったりもした。

私の言いたいことが分かるだろうか。ベッドの上で何の刺激もなく生活していくということは、とてもじゃないができるものではない。ベッドの上でも、動けなくても、そこにはさまざまな工夫が必要なのだ。その子どもが好きそうなもの、また顔に触れるようなものを天上からぶら下げることはできるだろう。

次項でも紹介するが、段ボールでミニスヌーズレンをつくって、子どもの頭の上にかぶせてもいいのだ。また、ストレッチャーのままスヌーズレンの部屋へ連れていってあげてもいいだろう。やれそうなことはたくさんあるし、やる気さえあれば何でもできるはずだ。

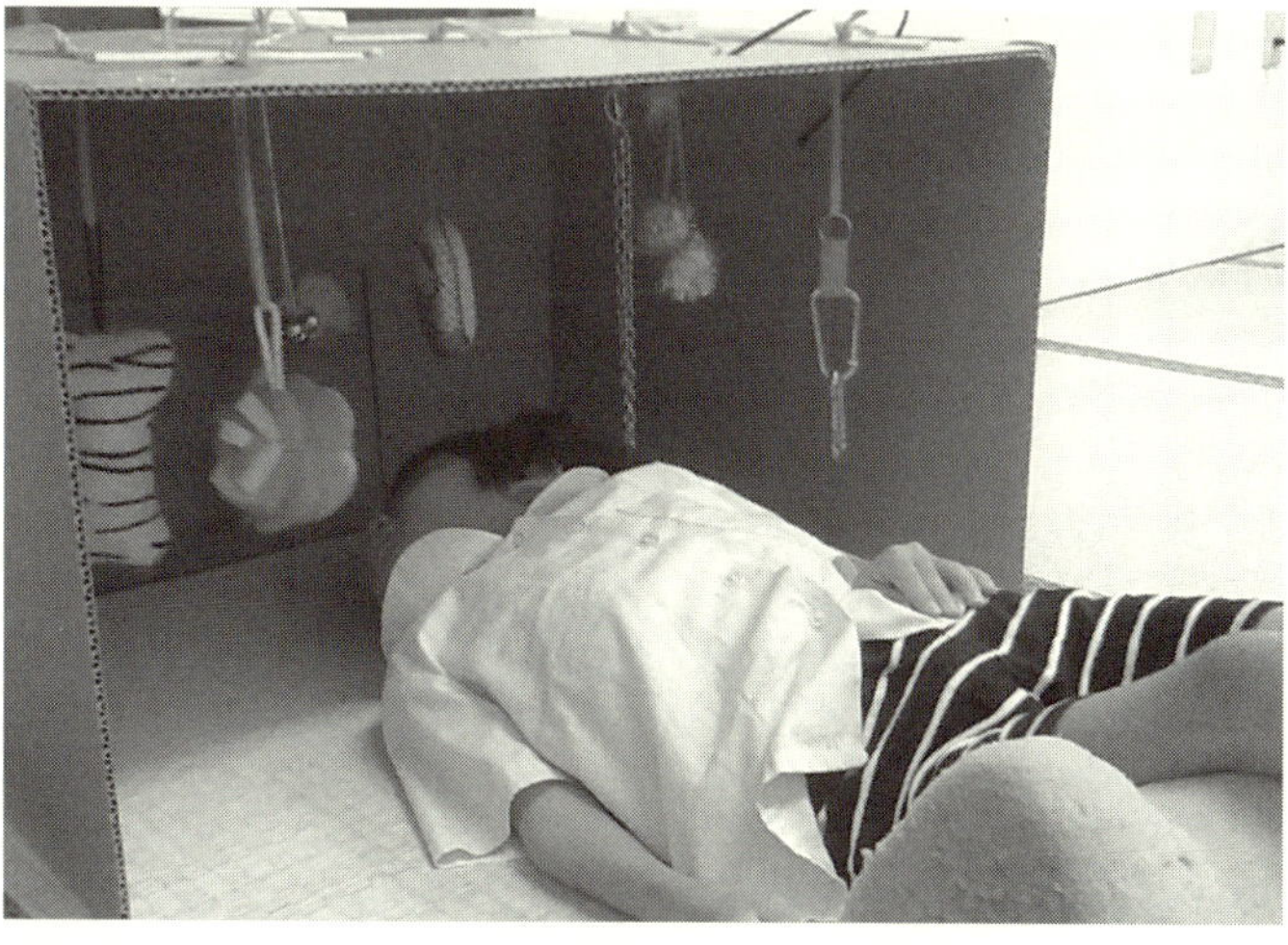

寝ている利用者の上にかぶせる。段ボールでつくったミニスヌーズレン

二〇一五年の春、ストックホルムから来日した医療コーディネーターのエーミル（Emil Östberg）さんにお会いして話を聞くことができた。このとき彼は、かつて私も訪れたことのある施設を訪問している。その施設の感想を尋ねたところ、あまりにもひどい状態を目にして憤慨していた。

「院長は先進医療を自慢するだけだし、あらゆる管を身体に付けて寝ているだけの子どもたちもいた。集中治療室でもないのに、生活感のない殺風景な病室で数年にもわたって過ごしている。あまりにも非人道的な生活を強いられている様子を見て、憤りを感じた。ひどい、本当にひどい。こんなのが許されていいのだろうか！」

まったくもって同感である。一日中、医療処置がされるままにベッドの上で過ごし、何年にもわたって同じことが繰り返されるだけということは、まるで生きる価値のない人間であるかのごとく扱われているようなものだ。なぜ、そのことに、最先端医療を担っている医師は気が付かないのだろうか。人の命を預かるということは、その人の人生をも預かっている、ということに。いかなる障がいがあろうと、人道的に生活できるように施設の中の環境を考えるべきである。

実は、もう一つ私が驚いた理由がある。この施設の中に、リハビリ用の広い部屋の片隅にスヌーズレンルームがあったのだ。スタッフの誰かがスヌーズレンに共鳴して導入したとのことだったが、当時のスタッフは異動してしまっており、今では誰も利用の仕方が分からないために物置になっていた。訪れたとき、改めてスヌーズレンを再開するようにスタッフに依頼し、時間が許せば私が指導することもできると伝えた。しかし、その結果は……。

なぜ、重度知的障がい者の人には喜びが与えられないのだろうか。なぜ、医療技術で命を救っているのに、心までは救おうとしないのだろうか。少しの間だけ個室から出ることも環境の変化になるし、その行為が、利用者にとっては一大イベントになるのではないだろうか。

この施設で長期にわたって暮らす人々は、患者という領域から離れることができず、スタッフも患者としてしか対応していないという現況に心が痛む。だからこそ、彼らの日常生活を豊かにするスヌーズレンの導入をぜひともすすめたいと思っている。

もう一つ、記さなければならない事実がある。この施設には、教育を免除されている児童がいたのだ。そのことを平然と語るスタッフは、その重要性に気付いていない。スウェーデンでは、すべての国民は教育を受ける権利があるとしている。つまり、どんなに重症心身障がい者であれ、何らかの形で教育を受ける権利があるのだ。彼らには、それ相当の感覚教育をすることもできるし、リハビリを行うこともできるのだ。学校へ行く時間帯にスヌーズレンを受けてもいいだろう。教育とは、読み書きだけではないということを念頭に置くべきである。

ミニスヌーズレン

大きな部屋や場所がないとスヌーズレンはできない、と思われている人も多いだろう。実は、簡単な準備だけでもスヌーズレンはできる。ここでは、木製の箱に感覚を刺激できるモノをぶら下げてつくるスヌーズレンボックスを紹介したい。

ボックスの下には、ベッド代わりにベニア板が敷かれており、床から五センチほど上がっている。ベニア板を敷いているのは、子どもが足をばたつかせたり、手で床を叩いたり、ボックス内のオモチャを鳴らしたときに、ベッド自体が音響効果の役目を果たして協和音をつくるからである。「バタン！」とか「コツコツ」といった音が二倍くらいの大きさになって聞こえ、身体中にその振動が伝わってくる。

顔の部分にはさまざまな興味をそそるものがぶら下がっており、手を伸ばしたり、頭を動かすだけでそれが顔に触れるようになっている。ベビーベッドの上に飾られている

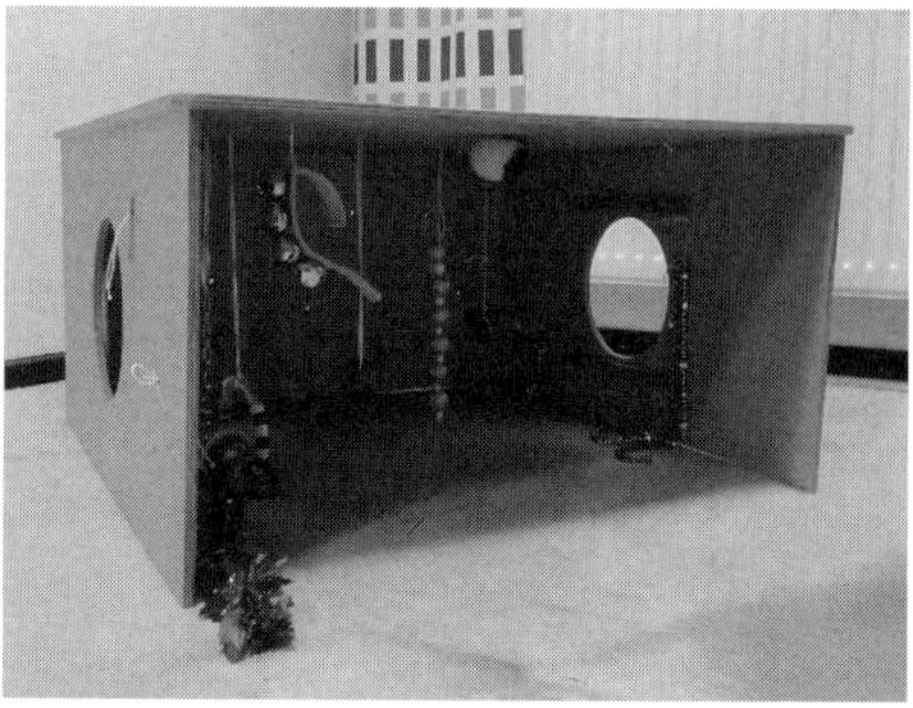

ベニア板のスヌーズレンボックス

メリーゴーランドのようなもの、と思えばいいかもしれない。スヌーズレンボックスの中で、子どもは自分だけの感覚を楽しむことになる。

百均スヌーズレン

さらに簡単なスヌーズレンもつくれる。これまでに紹介してきたスヌーズレンをつくるには結構なコストがかかるのではないか、と思われているかもしれない。確かに、耐震性や耐久性のある機器を購入するにはそれなりのコストがかかる。しかし、わが子が楽しめるだけの小さなスヌーズレンをつくるのであれば、原理だけ理解していれば簡単にミニスヌーズレンをつくることができる。

山口市の「ウッドムーン」(5)を訪れたときのことである。重度知的障がい児の寝たきりの九歳児がいて、スタッフはどのようにすればこの子どもが楽しく過ごせるかと頭を悩ませていた。私は、「じゃあ、段ボール箱でできる百均のスヌーズレンをつくりましょうか」ともちかけ、大きめの

---

(5)　正式名称は「特定非営利活動法人山口ウッドムーンネットワーク」二〇〇一年二月設立。障害児をもつ母親グループの子育て支援活動の輪が、共に生きる社会のネットワークづくりに広がるとともに、女性の社会参画を促すようになった。現在、障がいの有無にかかわらず、地域で安心して暮らせる社会の実現を目指した活動に発展している。一四六ページ参照。住所：〒753-0061　山口市朝倉町２－49　TEL：083-923-7880　代表者：林隆。

段ボールを見つけてきて底と片側面だけを切り落とし、さまざまなモノをぶら下げるられるように天井面に穴を開けた。あとは百円ショップに行って、適度に感覚を刺激できる面白いものを見つけるだけだ。

見つけてきたのは、お風呂場で使うスポンジ、鈴、香りのする石鹸、紐、ペット用品、感触の異なるボール、メタリックなキイチェーンなどである。百円ショップには、安くてスヌーズレンに適したものが豊富にある。少し動かせばジャラジャラと音が出たり、つかむと「ニャー」というネコの声が出たりする、さまざまな感触を味わうことのできるオモチャがあるのだ。また、ペット用品などは噛んでも壊れないようにできているし、形の面白い紐やトレーニング用品といったものも使うと面白い。

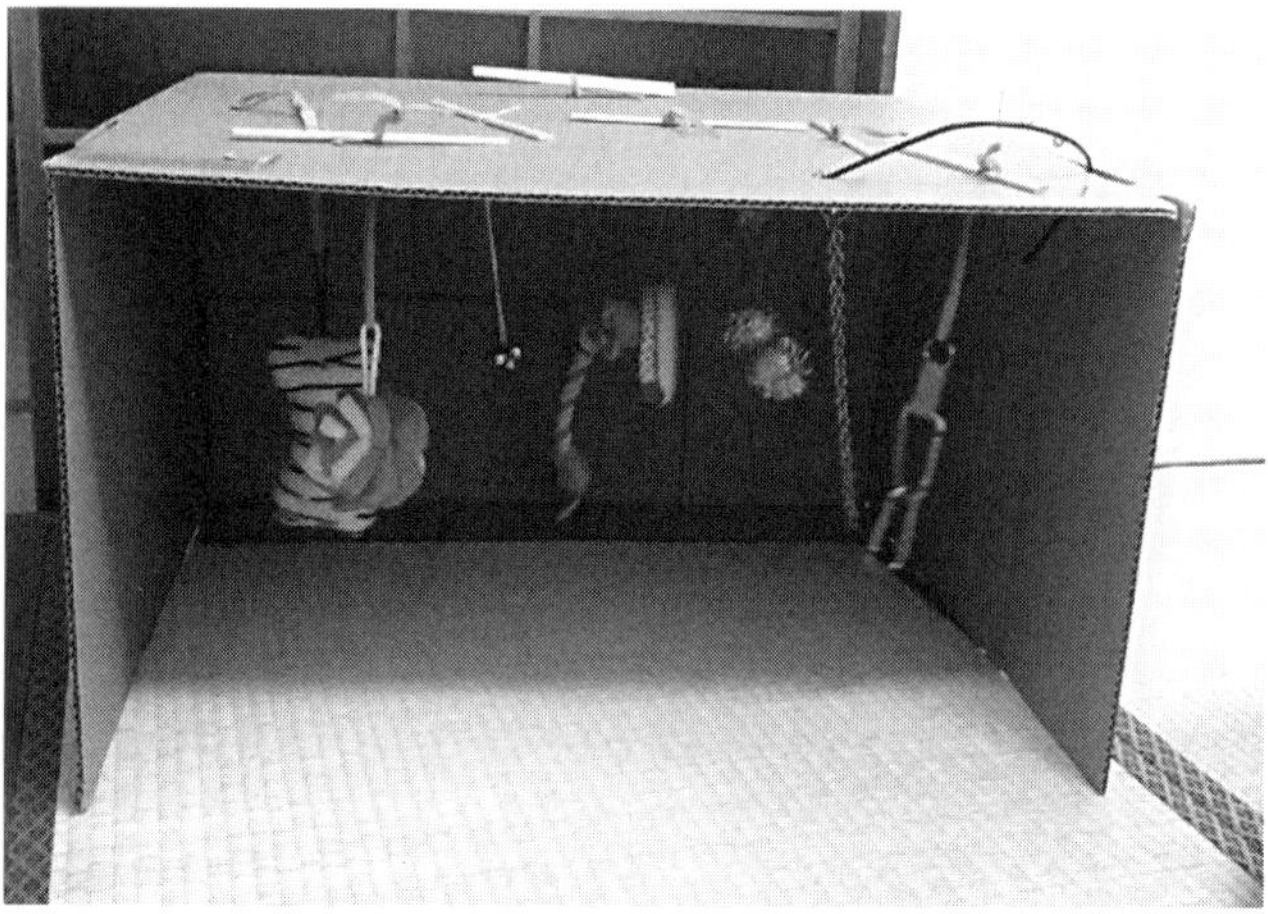

百均スヌーズレン

何を隠そう、私は百円ショップへ行くのが大好きである。そこには、手の機能訓練や創作意欲を掻き立てるものがいっぱいあるからだ。たとえば、クリップ。手の機能訓練に最適な大小さまざまなクリップを、私は日本でたくさん買い込んでスウェーデンに持ち帰っている。指先の筋力アップのために行うピンチつかみの訓練や、手の握力を訓練するときなどにちょうどよい。

また、サイコロを振って、出た目を数えて箱の端に同じ数だけのクリップをつかんで並べるといった遊びもできる。さらに、カラフルなクリップが多いので、サイコロの一つに六種類のカラーテープを貼り、もう一つのサイコロと一緒に転がして色と数字を確認し、出た色のクリップを出た数だけ箱の端に付けていくという知的能力を高めるゲームもできる。

前述したように、指先や手の筋力アップにもつながるし、同時に数と色を認識する脳の訓練にもなる。このように工夫すれば、手の機能訓練も結構楽しいものになる。ちなみに、認知症だった私の母は、クリップを自分の服や頭に幾つも付けては笑っていた。私がその姿を鏡で見せると、大笑いしながら取り外していた。

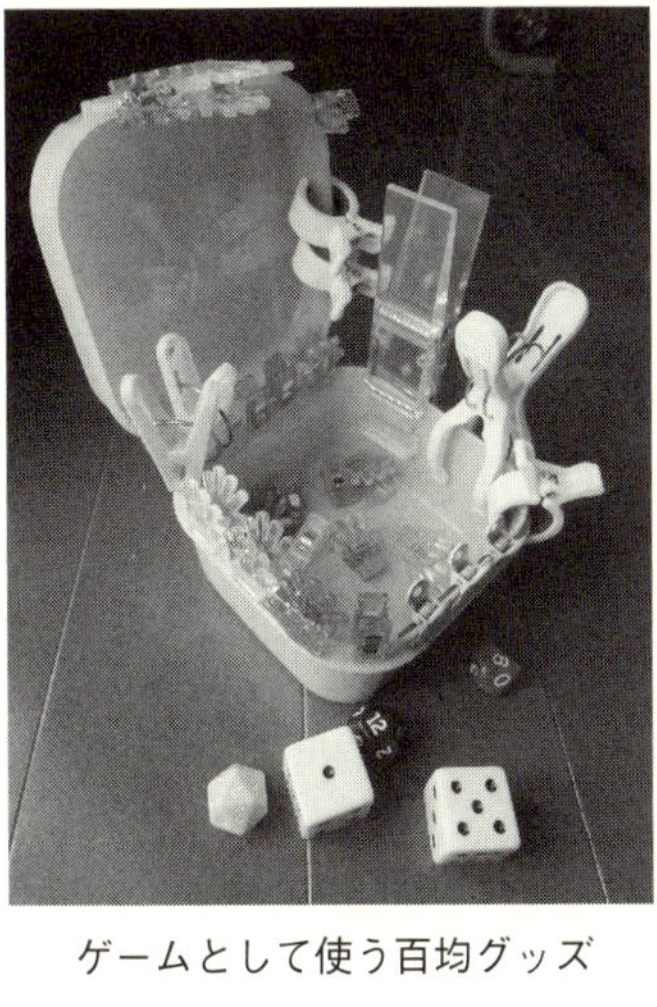

ゲームとして使う百均グッズ

創作意欲が湧くときはほかにもある。百円ショップで売っているものを本来の目的どおりに利用しないで、ほかの利用の仕方を考えるときである。

私はぬいぐるみをつくるのを趣味としているのだが、実は百円ショップで買ったタオルや柔らかいハンカチをその材料として使っている。過去につくったカエルの髪も、ウサギの尻尾も掃除用のモップである。そのときのカエルの足は、ドアストッパーを使用していたし、ウサギの耳は掃除のときに使う手袋の指の部分を利用してつくっている。

このように、いろいろと考えて百円ショップの商品を見て歩くのが、私にとっては至福の時となっている。もちろん、趣味だけではなく、スヌーズレンに利用できる道具があるのでは、と物色もしている。さまざまな工夫から生まれるスヌーズレン、つくる人も十分に楽しんでいただきたい。

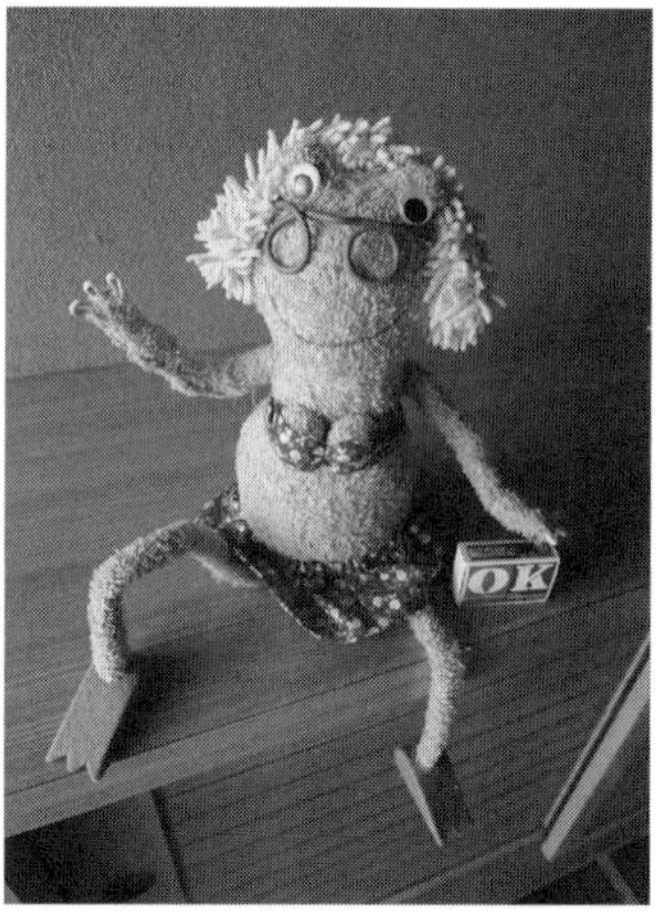

タオルとモップでつくったカエル

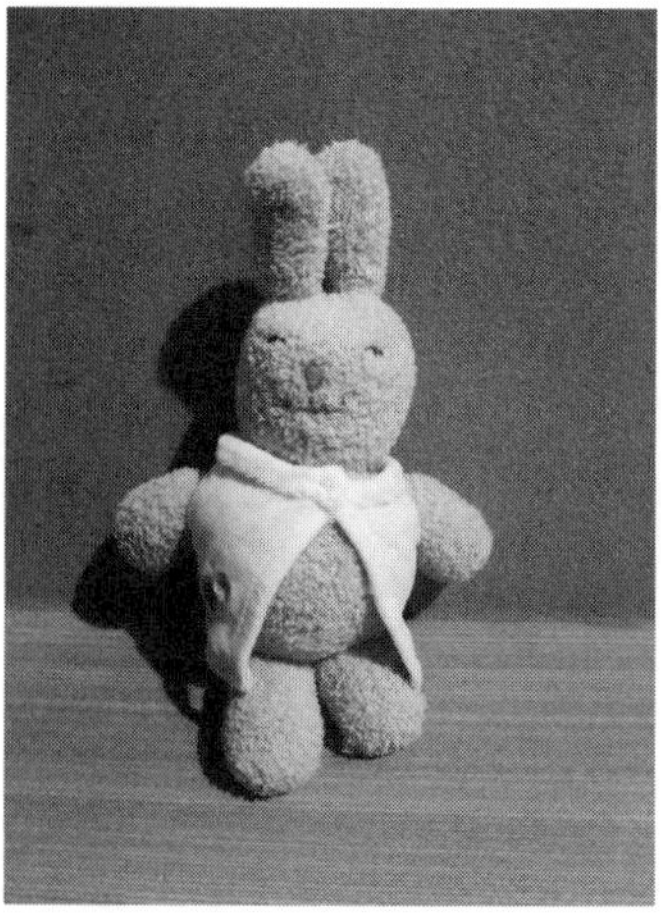
掃除用の手袋でつくったウサギ

話を戻そう。百均スヌーズレンの段ボールの穴の上は、ぶら下げてあるモノが引っ張っても落ちないように割り箸を入れて止めている。この中に寝たきりの子どもを入れてあげると、寝たままの状態でモノが顔にあたり、それに反応して手を動かせたときには直接触れることになる。もちろん、ぶら下げる紐の長さを調整するのはスタッフの役目となる（五九ページの写真参照）。

一五分～三〇分ほどこの百均スヌーズレンを子どもの上にかぶせて、一人遊びのできる時間をつくればよい。一人にしておくことに罪悪感を感じる必要はない。というのも、健常児であれ障がい児であれ、一人遊びは自立するために必要な時間であるからだ。すべての子どもには、一人で模索する時間が必要なのである。

もちろん、何時間も放置しておくようなことは虐待になるのでやめてほしい。いずれにせよ、一日の生活に必要なリズムをつくることが一番重要である。保育園や幼稚園でも自由時間があるように、この百均スヌーズレンをかぶせてあげて、一人遊びができる環境と時間を整えてあげればよい。

その間に、家族は料理をしたり、ゆっくりとお風呂に入ったり、トイレに行けばよいのだ。家族にとっても休息の時間となるので、お互いに充実した日常が送れるようになる。言うまでもなく、安全面には十分気を付けなければならないので、子どもの状態を見て判断してほしい。

この百均スヌーズレンを見た山口ウッドムーンのスタッフは、少なからず驚いていた。

「ええ⁉　こんなに簡単にスヌーズレンをつくってもいいの？」

「はい、いいですよ」

要は、利用する障がい者に必要な感覚を、何らかの形で刺激できるような環境を整えてあげればいいだけなのだ。高級なブランド品を使ってつくったからといって、特別に感覚が鋭くなるというわけではないだろう。使うものの値段ではなく、多くの感覚体験の場をたくさん利用者に与えてあげることが大切なのである。この百均スヌーズレンを不思議そうに見ていたスタッフ、その理念も理解して、きっとうまく利用していることだろう。

そのほか、流木などに感覚を刺激できるさまざまなモノをぶら下げてもいいだろう。廊下などに掛けるだけでスヌーズレンができてしま

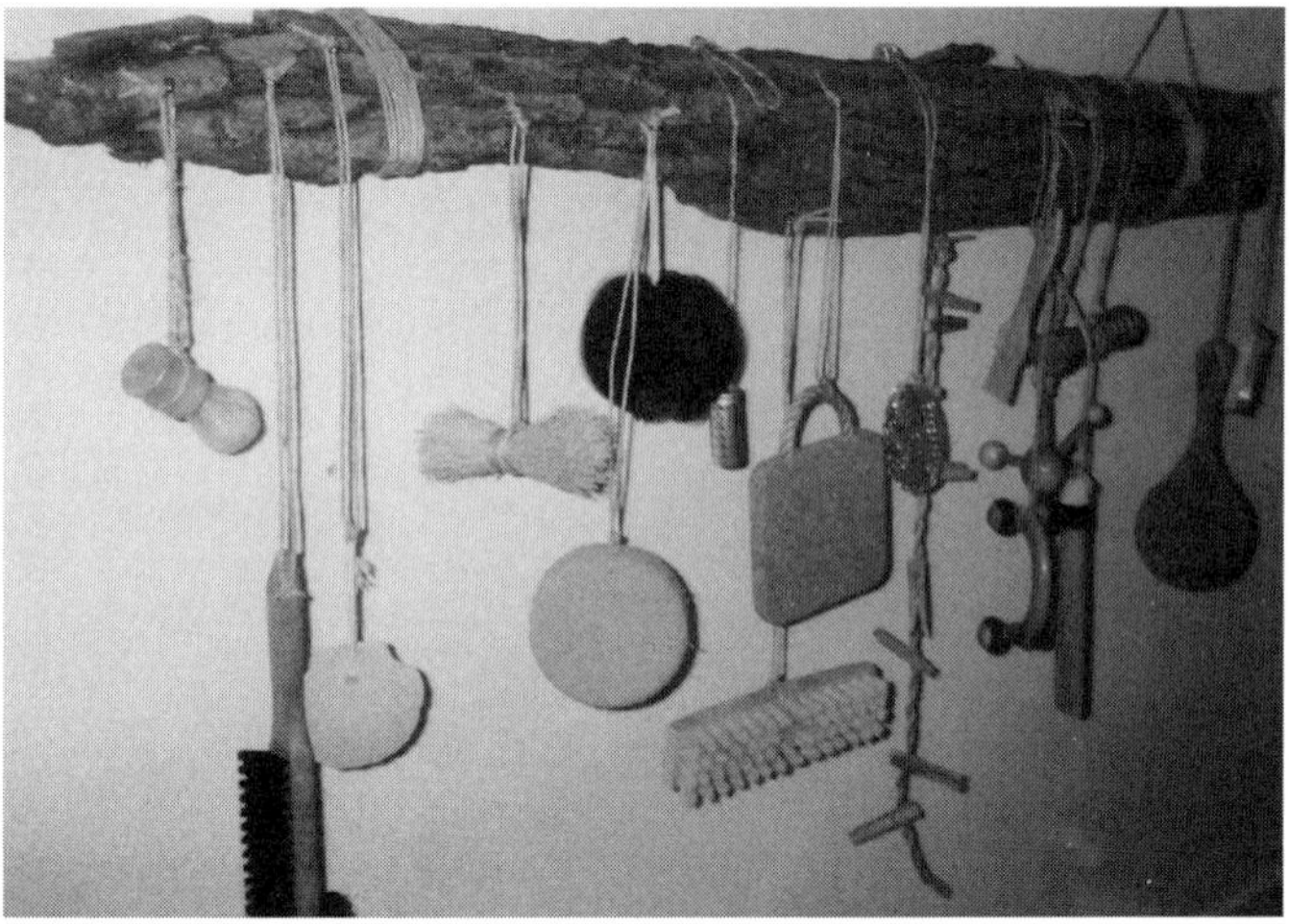

流木に掛けてスヌーズレンをつくる

う。どんな形であれ、アイデア次第でさまざまなスヌーズレンがつくれるので、読者のみなさんもチャレンジしていただきたい。

プロジェクターだけのスヌーズレン

予算もなければ、つくる時間もないという施設も多いだろう。しかし昨今、どこの施設にも研究発表のために使うプロジェクターやパソコンはあるだろう。これらを利用してもスヌーズレンの効果は出せるのだ。

ランチ後、利用者の休息時間に輪になって寝てもらい、少し部屋を暗くしてプロジェクターから天井に向けて、パソコンに取り込んである写真を拡大して映すのだ。海や森といった自然の風景が、歪んで天井いっぱいに映れば最高である。

そこに、リラックスできる環境音楽を流すとどうだろう。同じ部屋がスヌーズレンに変わってしまうのだ。アロマオイルでも焚くことができれば、さらに雰囲気が変わる。障がい児だけでなく、健常者も味わいたくなる空間の完成である。簡単にできるので、すぐにでも試してみてはいかがだろうか。一五分から三〇分という毎日の休息時間に、このようなスヌーズレンを導入することをおすすめしたい。

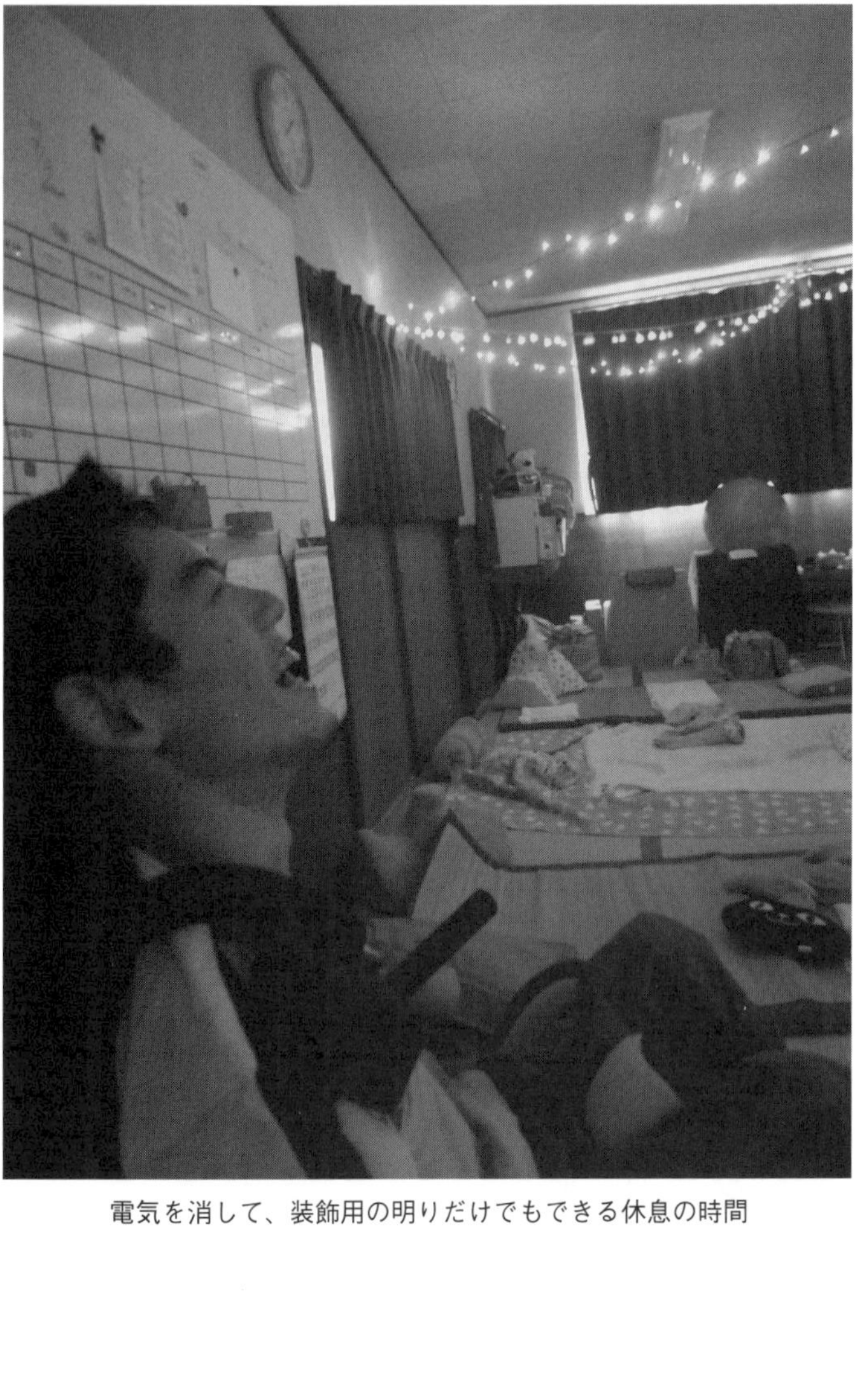

電気を消して、装飾用の明りだけでもできる休息の時間

スヌーズレンルームの中で何をしたらいいの？

利用者が自らを発見していくこの時間、スタッフは何をしたらよいのだろうか。確かに、私も施設におじゃまするたびに受ける質問であるし、自然に沸き起こってくる疑問でもある。とくに日本人は真面目なので、スタッフとして雇われている以上、何もしないでボーっとすることができない人が多い。しかも勤務時間中であるから、なおさらこういう疑問が出てくる。

私は、「あえて何もしないでいい」と答えている。スヌーズレンルームの中に利用者とともに入れば、一緒になってその空間を楽しめばいいのだ。利用者が動き回れば、何も言わないで、じゃまをしないようにしてその様子を観察すればよい。今、利用者が壁にあるオモチャに視線を向けた、次はライト、あるものに触った、匂いを嗅いだなど、利用者の行動を観察しながら自分も同じオモチャを手に取り、匂いを嗅いでみればいいのだ。

利用者のレベルに合わせるということは、利用者の気持ちをくみ取って空間を共有するということでもある。そうすると、利用者が興味をもつものにも気付くし、次の機会には、もっと興味を引きそうなオモチャを用意することができるかもしれない。「これを見て、あれを見て」と話しかけないで、そこに鐘があればそっと音を出してあげてもいいだろう。その音に気付いた利用者が、それに興味を示すかもしれないのだ。

スタッフもスヌーズレンを探究していけばよい。そのためには、とにかく待つという忍耐力が必要になる。スウェーデン的に言えば、スヌーズレンルームに入れば利用者とともにスタッフもリラックスして、休憩をするとか遊んでもいいということである。

まったく動けない人には、身の周りに好みそうなものを配置してあげなければならない。振動するオモチャを身体に当ててあげて、そのときの反応を見るのもスタッフの仕事となる。気持ちよさそうにしているのか、くすぐったそうにしているのか、気持ち悪そうにしているのか、痛いのかなど、そのわずかな表情の変化を見逃さないように観察する必要がある。

アロマを使って手をマッサージしてあげると、利用者に香りが届く。そのときの表情などを見逃してはならない。もし、利用者がリラックスして眠りに入るならば、そのまま一緒に眠るのもいいだろう。スヌーズレンが意図する、「気持ちのよい部屋」ということを言葉どおり体感したことになる。もちろん、数分のうたた寝とし、休息後には現実へ引き戻すための時間も十分にとっておかなければならない。このように、スタッフの役目は、観察、時間と空間の共有、そして忍耐となる。

スヌーズレンを料理にたとえるならば、それを食べるのはお客さん＝利用者となる。お客は、好きな料理を好きな順番で好きな量だけ口に運び、料理を堪能する。そばで、誰かに「今度は味噌汁を一口飲んで」とか「次はご飯を口に運ぶ」などとは言われたくないだろう。さらに、箸の上げ下げに「いち、に、いち、に」とも言われたくない。

料理人＝スタッフは、料理を美味しく食べてくれるように見守るだけでよい。もちろん、お箸で食べられない人もいる。身動きできない人には、誰かが料理を口に運んであげなければならない。スヌーズレンも同じなのだ。重度の身体障がいをもつ人や高齢がゆえに食べられない人には、それ相応の手助けをする必要が出てくる。それを判断するのが、利用者とともにいるスタッフなのだ。

注意を必要とする場合もある。行動力のある利用者の場合、危険なことを平気でするときがある。壁にぶら下がっているプロジェクターを引っ張ったり、配置してあるものを投げたりしてしまう。もちろん、耐久性のあるスヌーズレン器具を置いてあるとしても、乱暴な扱いをしてしまうと壊れる場合がある。そのときは、「壊れるからダメ！　そっと扱って！」と伝える必要が出てくる。

とはいえ、何度も繰り返し言うよりは、一度強く言って、そのあとは顔の前で両手を交差させてバッテンを示して知らせるだけでいい。言葉というものは、とかくダラダラと長くなって、利用者の耳にはあまり届かないものだ。

乱暴さが度を超すようであれば、スヌーズレンルームが利用できなくなるということを知らせてもいいだろう。また、事前に、「この部屋は静かに過ごす部屋なの」と知らせることも重要となる。何事も、ルールがあるということをこのときに学ぶことになる。

一人で利用させてもよいか？　また、その時間は？

なるべくなら、スタッフとともに利用するほうがよい。言うまでもなく、二人のコミュニケーションが図れるからだ。しかし、日本ではスタッフ不足という施設が多いので、一人で利用できる利用者であると確信した場合はいいだろう。ただし、その利用者の特性を十分に知り、安心できるという場合にかぎる。また、その人の日課のなかに組み込まれていて、三〇分あるいは一時間と利用時間も決めておくほうがよい。

タイマーなどを活用して、一時間経つとスヌーズレンルームから自ら出てくるようになれば最高である。とはいえ、利用者を常に一人にしておくというのではなく、数回に一度はともにスヌーズレンルームを共有する必要もある。そうでなければ、利用者がスヌーズレンで何を感じているのか、また新しいものを設置する必要があるのかなどの判断ができない。

時には、スタッフ一人に対して数人の利用者でスヌーズレンルームを楽しむこともあってよい。とくにアクティビティルームは、スタッフとともに数人の利用者が活動するには適している。それに、拒食症の人たち、自殺志願者などといったように精神的に病んでいる人々は、一人でいるより数人でいたほうが安心できるものだ。また、部屋の中で使用ルールなどについてスヌーズレン・メソードを行う場合には、複数いたほうが効率がよい。いずれにしろ、それぞれの利用方法は、ニーズや趣旨によってその都度柔軟に変えてもいいだろう。

スヌーズレンのオープンデイ

たまには、スヌーズレンのオープンデイを開きたい。施設の近所にある高齢者施設や保育園などに招待状を送り、スヌーズレンとはどのようなものかを紹介するとともに体験していただくよい機会となる。普段とは異なった雰囲気の部屋を体験することは、一般の人々にとっても感覚の刺激となり、新しい活力にもつながる。

オープンデイの開催によって、定期的に利用したいという要望が出てくるかもしれない。そうなればしめたものである。予約制にして、障がいをもっている人々と高齢者、あるいは子どもたちとの交流の場が定期的にできることになる。健常者からすれば未知の世界である障がい者の日常を、自然な形で受け入れてもらえる大きなチャンスとなる。

このようなことを行うことで、地域とのネットワークが広がれば素晴らしい。これを一例として、積極的にネットワークを広げる方法を考えるべきである。

障がい児をもつ親や家族は、一般的な遊園地に行って一緒に遊ぶという機会が非常に少ない。

それだけに、身近にある施設のスヌーズレンをオープンにすれば他の家族との出会いが生まれ、家族同士の交流も増し、社会生活も豊かなものになる。スヌーズレンを、施設の中だけでなくさまざまな人々が利用できるようにしてもらいたい。

どのように活用すればスヌーズレンが倉庫にならないか

これまでさまざまなスヌーズレンの形態を述べてきたが、やはりスタッフの異動とかマンネリ化によってその部屋が倉庫化してしまうことがある。前述したように、私もそのような現場を見ている。では、どうすれば倉庫にならないようにできるのだろうか。

先にも少し触れたが、そのためには、スヌーズレンの利用時間を利用者一人ひとりの日課に組み込むことである。スタッフは利用者のニーズを熟知しているはずなので、それに沿って日課表を作成してあげればよい。簡単に一人ずつの日課表をつくり、そのなかにスヌーズレンの時間を組み込めばよいだけである（四八ページ参照）。

スウェーデンのデイサービスに通う成人の重度自閉症者は、毎日来るとすぐに自分の日課表を見て確認をしている。日課表は利用者が見えやすい場所に貼られており、一日の活動が細かく絵記号（絵文字）で示されている。このようなものを、スタッフが準備しておくのだ。

絵記号ソフトはいろいろあって、利用者の障がいの程度に合わせることができる。黒白のピクトグラム、分かりやすい事柄をシンプルな絵にしたＣＥＰＳ[6]、そのほかにも各種あるので是非活用していただきたい。最近では、人物写真や個人的な活動場所などについて、デジタルカメラを有効に利用すればオリジナルのものがつくれるし、日本にも日本語の絵記号ソフトがある。

スウェーデンでは、全国どこに行っても同じ日課表が使われている。一週間の各曜日が色分けされており、月曜日は緑色、火曜日は水色、水曜日は白というように、一目見て何曜日かが分かるようになっている。

全国の特別学校には必ず設置されているので、視察などでスウェーデンに行かれたことのある人ならご覧になったこともあるだろう。シンボルマークの絵記号をプリントアウトして、ラミネートして日課表に貼られてある。もちろん、文字が読める人は文字で書いてもよいし、自分で描いた絵を利用してもよい。

このようにして日課表にスヌーズレンを象徴するシンボルや写真をはめ込んでおけば、その時間になると利用者はスヌーズレンルームに行くことを思い出し、利用することを忘れない。成人の場合は、時には一人でスヌーズレンルームを利用する場合もある。スヌーズレンルームにいる

（6）（The Picture Exchange Communication System）バスならバスの絵、テレビならテレビの絵といったように一目で分かる絵のソフト。

ということは探索の時間であると同時に、自分自身が成長するための自由な時間でもある。

ある日本の施設では、日課としてホワイトルームの利用を決めていたのだが、同じ時刻に数人が来るので利用者やスタッフでごったがえし、狭い部屋が余計に狭くなっていた。しかも、楽しんでいることがバラバラだったので、スタッフが利用者に声掛けをせざるをえなくなり、逆にうるさく感じたものだ。

少しでも時間をずらして、もう少し静かにホワイトルームを楽しめるように計画してほしい。繰り返すが、ホワイトルームでは利用者とともにスタッフもリラックスしてよく、熱心に指導する必要はないのだ。利用者のための部屋だということを忘れずにしていただきたい。

この絵記号（文字）による日課表は非常に重要

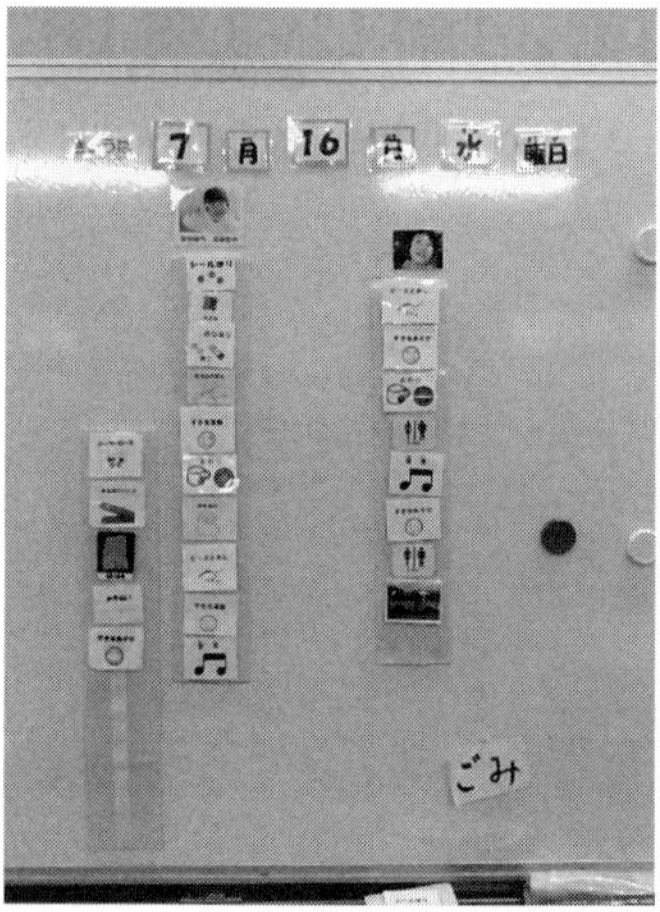

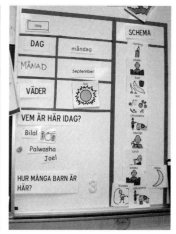

日本（左）とスウェーデンの日課表

である。利用者が自立して一日を過ごせるかどうかは、この日課表にかかっていると言ってもいいだろう。

私がコンサルティングをしている岡山市の「児童デイサービス　ことりの森」(7)では、学童保育の際に絵記号の日課表を作成して利用者がそれに沿って生活をしている。児童が学校から戻ってくると、まず自分の日課表を見る。そして、一つの活動が終わればスタッフが「カードを見ておいで」と言う。すると子どもは、再び自分のカードを見て、次は散歩だとか、おやつだと分かって、その準備をはじめている。

そのたびごとに、スタッフが何をするかについて説明をしなくてもよい。また、カードのなかには自分で活動を選択できるものもあり、好きなことをやったり、物事を判断して決めることができるようになるなど、自立への一歩としても役立っている。

先にも述べたように、このような日課表をつくり、子どもが日課表に沿って生活できるようになるまでの訓練期間は、スタッフに対してかなりの労力を強いることになる。しかし、子どもが日課表の趣旨を理解して、自立して行動できるようにさえなると、スタッフの仕事量はかなり軽

(7)　閑谷福祉会が経営する重度の発達障害児を預かっている学童保育。九六ページからも参照。住所：〒709-0615　岡山市東区才崎４５８－５　TEL：086-297-0801

減されることだけは請け合う。

一人ひとりの日課表のなかにスヌーズレンを取り入れることができれば、「うっかり忘れた」と言うこともなく、確実に利用できるようになる。利用者のニーズにあわせて、スヌーズレンルームの中も少しずつ変化させていくとより効果的な空間になるだろう。

もし、そのなかにスヌーズレン的な教育指導法、つまりスヌーズレン・メソードを取り入れたいと思えば、それを実行してもいいだろう。スヌーズレンの目標は各施設や利用者によって異なるし、それぞれに適応したスヌーズレンの利用の仕方があるということだ。

建築関係者も興味をもった環境セッティング

ある日、東京大学で建築学を専攻し、地域福祉をテーマに研究を続けている台湾からの留学生である江文菁《こうぶんせい》さんからメールをいただいた。彼女は、乳幼児から高齢者まで障がいのある・なしにかかわらず利用できるという富山型複合デイサービスの研究を行っていて、類似の施設がスウェーデンにもあるのかという疑問を抱いて私にメールをくれたのだ。私は、「スウェーデンには、そのような施設を造る必要がない」と答えた。

スウェーデンでは、高齢者施設や障がい者施設、学童保育などはすべて街中にあり、いくら高齢でも、どんなに重度の障がいをもっていても、買い物、映画、レストランなどには自然な形でみんなが社会参加しているので、特別な施設を造る必要がない、ということを彼女に説明した。

そんな話をしているうちにスヌーズレンの話題になり、スヌーズレンルームの環境セッティングにも興味をもっているということを知ったので、彼女がスウェーデンを訪問する際にひと役買うことになった。これが切っ掛けとなってお付き合いが続いているのだが、本書を著すことを伝えると、以下のような小論を寄稿してくれた。なかなか興味深い内容となっているので、その全文を掲載させていただく。

スヌーズレン視察

（江文菁）

私が初めてスヌーズレンの存在を知ったのは、二〇一一年秋にデンマークにおける障がい者、障がい児の余暇活動を知るためにいろんな施設を見学していたのがきっかけだった。事前にいただいた資料には、「ホワイトルーム」「アクティビティルーム」「ブラックライトルーム」などと部屋の名称と用途が書かれていたが、正直、何がなんだかよく分からなかった。

二〇一一年秋の研究調査で見学したデンマークの保育園や、二〇一三年夏に訪れたノルウエーのアクティビティセンター、二〇一四年秋に見たデンマークの高齢者施設にも、最低一部屋はバブルユニット、ミラーボール、カラフルなスポットライトなどスヌーズレンでよく見かける装置が設置されていた。東アジアでは馴染みのないものだが、北欧ではごく普通で、よくある装置・部屋という印象を受けた。

もしも、スヌーズレンを知らずにこれらの保育園、アクティビティセンター、高齢者施設を見学していたら、「私にとっての未知の部屋」で写真を撮るだけで終わってしまったかもしれない。事前にスヌーズレンのことを知っていたおかげで、その部屋にはどのような刺激・リラックスを目的とした装置が配置されているかに注目するようになったと思っている。

二〇一四年秋、スウェーデンのマルメで、作業療法士を志す日本人の学生たちとスヌーズレンがある施設を見て回った。これまでは建築関係者としか見学をしたことがなかったが、

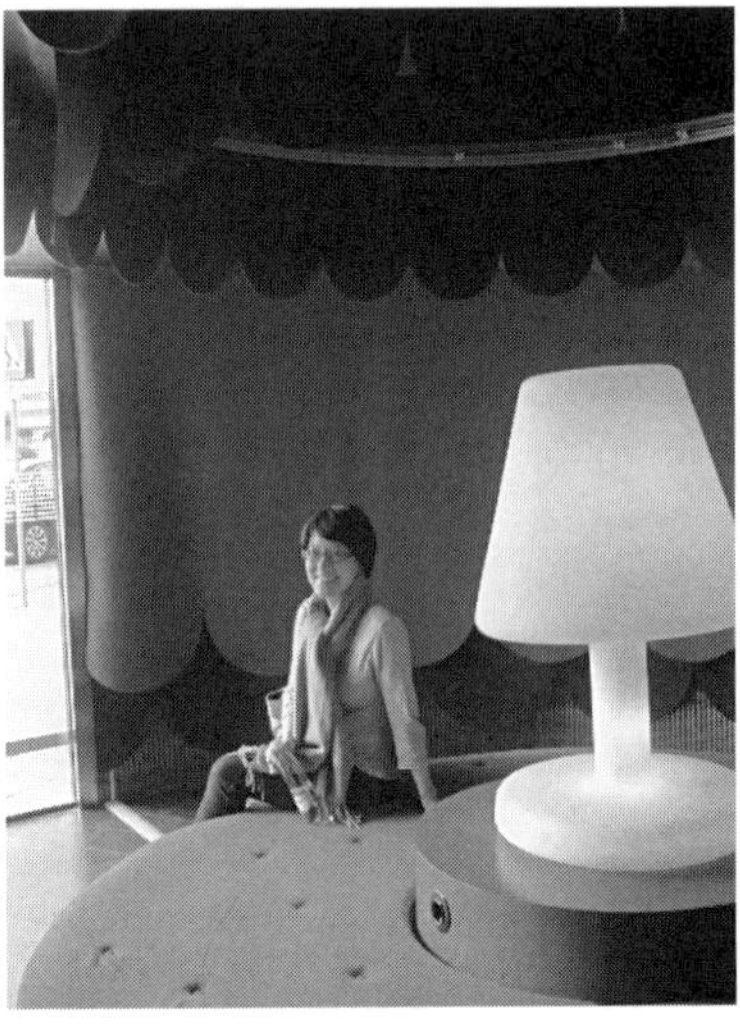
江文菁さん

このとき初めて、異業種の人たちとともに施設見学をすることになった。

サフィーレンデイケアセンター

ここにはホワイトルームなどといった色彩名の部屋はなく、月や太陽などが部屋の名称となっていた。最初に見学したのは「天国の部屋」である。いつかは行きたいがまだ早い、なんと不吉な部屋だと思いながらもスタッフについていった。壁、ウォーターベッド、布団、ソファ、床、すべてが白に統一されているためか、プロジェクターから映された空、ミラーボールが反射する光の色や形が普段より鮮明に見えるような気がした。

そのほかにも、「音楽の部屋」や「風の部屋」が印象に残っている。色や形、動く物など視覚

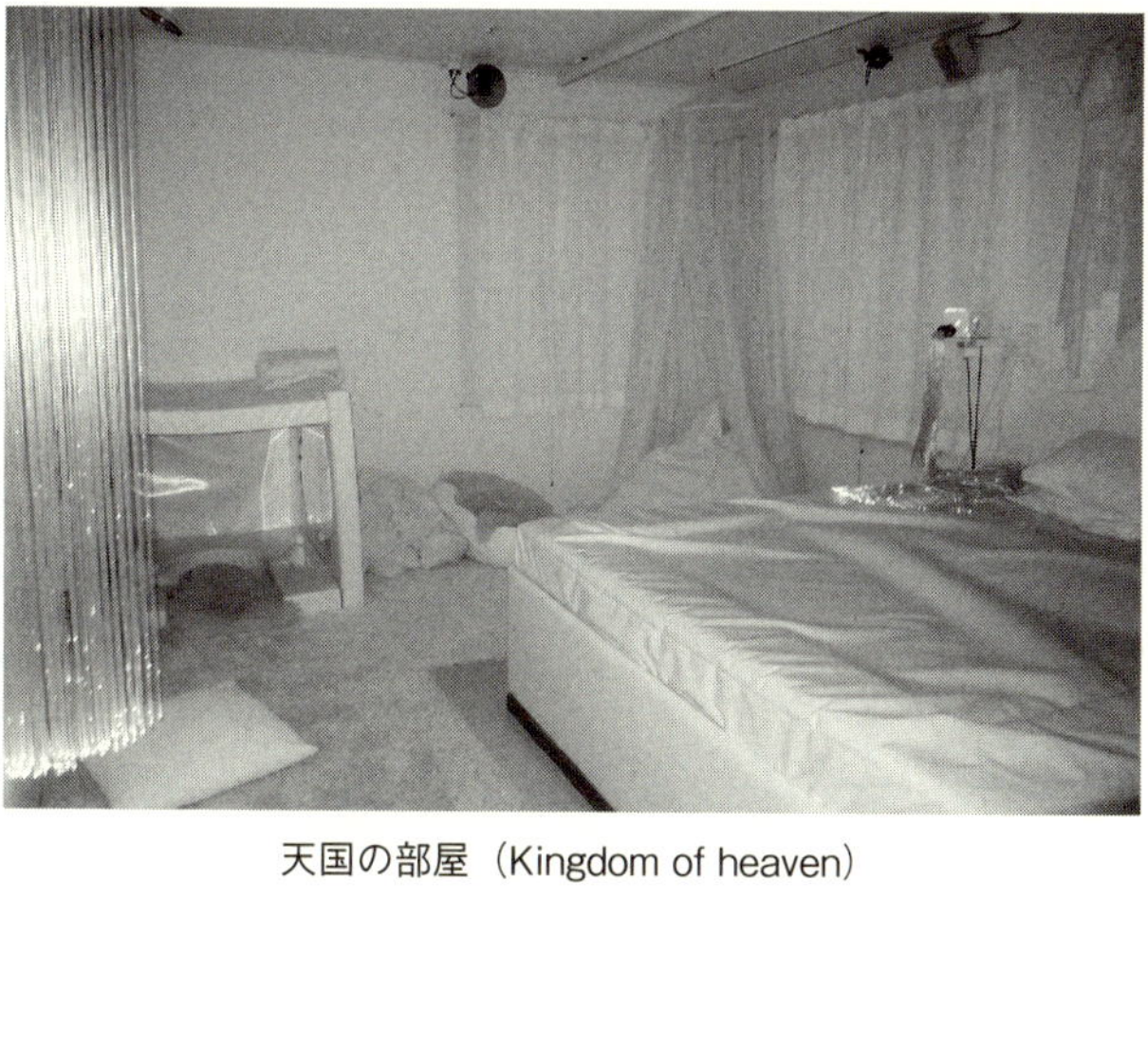

天国の部屋（Kingdom of heaven）

に工夫したものは、私たちの生活のなかでも多いと思うが、聴覚にアイデアを工夫するといったデザインは比較的少ない。また、本来音も振動から発生するものなので、ボックスドラムなどを通していつもとは違う音の楽しみ方を体験することができた。

ハビリテーリングセンター

廊下には、音を出すパネル、歯車があるパネル、ドミノがあるパネルなどと、部屋に入る前から刺激というより立ち止まってしまう誘惑がいっぱいあった。午後にはダウン症の子どもたちが来るとのことで、同席をさせていただいた。全員がスヌーズレンを利用することはなく、プールに行きたい子ども、ホワイトルームに行きたい子どもなど、それぞれが行きたい場所に散らばっていった。

終了時間（帰宅時間）の間際にスヌーズレンに立ち寄ったが、それぞれの人が気になる場所や装置から離れない様子を見て面白く感じた。歳の近い兄弟や保護者も同行していたため、部屋はリラックス目的よりも遊び・刺激のほうが強いような気がしたが、ほぼ全員が夢中になっていて、何とも言えない静けさがあった。じゃまをしてはいけないと思い、利用している様子だけを覗いて部屋を後にした。

今回の見学から、建築を学ぶ人間として考えさせられたことがある。スヌーズレンでは、対象者（主に重度重複障がい）にどのような刺激、どのようなリラックス効果があるか、または特定の人にはその人なりの傾向がある（例：自閉症の人には重い布団が落ち着く）ことなどを考えて装置が設置されていた。これは、建築に携わる人が不特定多数の人を対象とした公共施設の設計で、ユニバーサルデザインを考えるのと同じ仕組みだと感じた。

実際には、障がい種別や属性の区別ではなく、「認知症の人によくある症状」「弱視の人によくある問題」「知的障がいの人も認識できるサインの工夫」などといった、症状や問題解決に重点を置いているところが類似していたと言える。

いずれにしろ、スヌーズレンからユニバーサルデザイン探求への糸口があるのではないかと考えさせられた見学となった。

建築関係の人に興味をもってもらったことは、私としても非常にうれしい。機会があれば、台湾にも出掛けてスヌーズレンを広げていきたいと今は思っている。と同時に、彼女とは逆に、こちらのほうから建築関係者に働き掛け、施設などを建設する場合には最初からスヌーズレンルームを設置してもらうように訴えていきたいとも考えている。

第3章

日本にある スヌーズレン

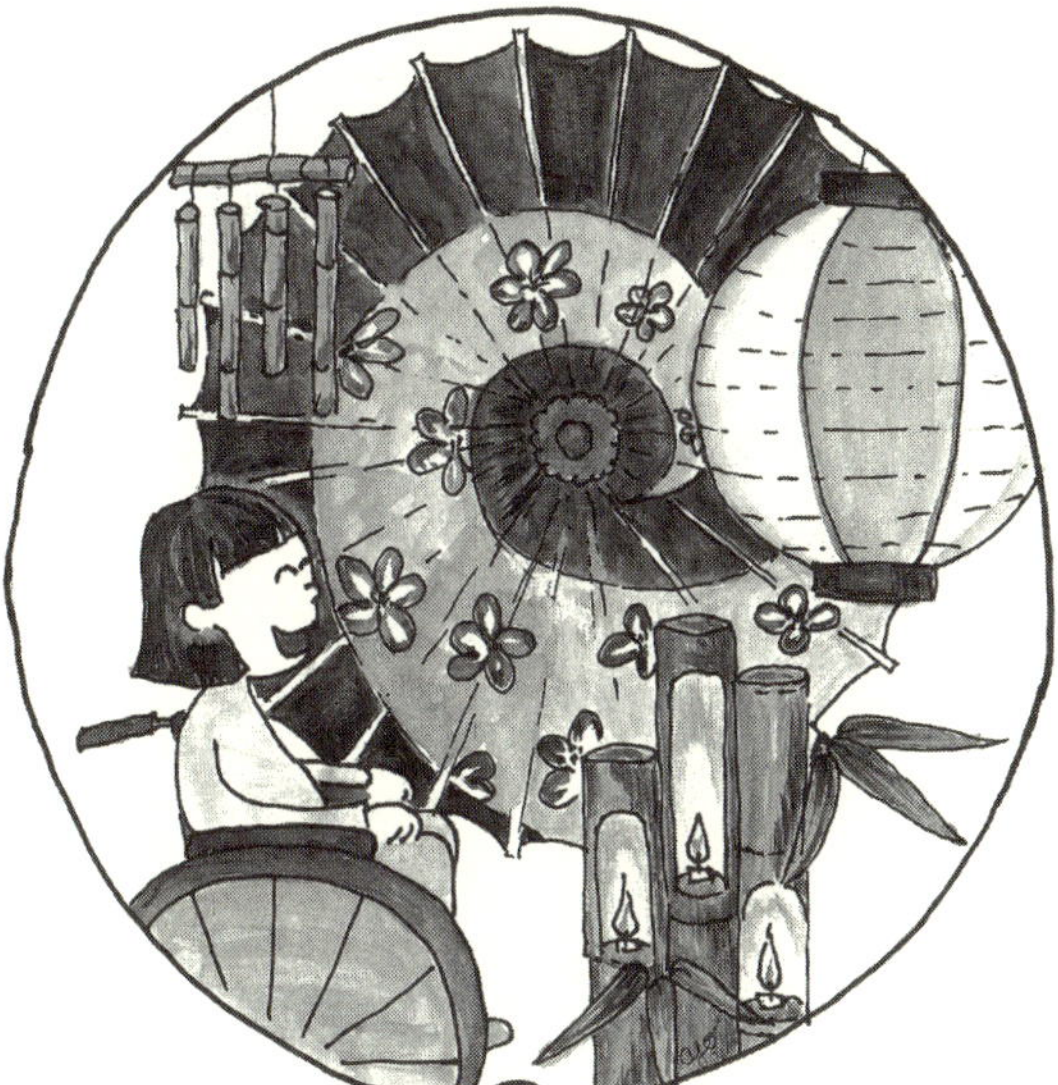

和風スヌーズレン

一九九〇年代の後半から、私はスヌーズレンを日本で紹介してきた。幸いなことに、『スウェーデンのスヌーズレン』という本も著すことができたので、興味をもったたくさんの方々とともにスヌーズレンを日本でも設置する機会にも恵まれた。その過程では、多彩なスヌーズレンとの出合いがあったし、スヌーズレンを利用するための苦悩や問題点、またその喜びといったものをたくさん耳にしてきた。

本章では、私が訪れた日本のスヌーズレンルームの一部を紹介するとともに、各施設の方々から回答していただいた興味深いアンケートの内容を紹介していきたい。そのなかには、スヌーズレンを障がい児への指導を目的としたスヌーズレン・メソードを取り入れている所もある。

私のスヌーズレンに対する基本的な考え方は、先にも述べたように「誰もが自由に利用する」である。その点からいうと、「指導を目的」とした利用の仕方には首をかしげるところもあるが、まだまだスヌーズレンが一般的なものになっていない日本の現状を考えると、このような活動によって普及率が高まっていくのかもしれないと考えている。

いずれにしろ、各施設の考え方や理念なども理解できる内容となっているので、楽しみにながら読み進めていただきたい。とくに、福祉の現場で働かれている多くの方々には、新たな感性を提供できるのではないかと自負している。なお、各節に掲載されている写真は、それぞれの施設からご提供いただいたものである。

1　社会福祉法人　足利むつみ会

（住所：〒326-0006　栃木県足利市利保町49－4
TEL：0284-43-0414　FAX：0284-41-4687　E-mail:kitazato@maple.ocn.ne.jp）

山の傾斜を利用してのブドウ畑が広がり、そばには美味しいワインをつくり出すワイン工場がある。そこで働いている人々は、軽度の知的障がい者の人々だったと記憶している。とかく就労が難しい障がい者を救うための秘策だったようだ。

そこに学童保育を行う施設があり、全体がスヌーズレンになっている。青空のトンネルのような素晴らしい廊下のライトニング効果は目を見張るものがあり、押し入れをもリラックスのできるスヌーズレンに改造されていた（次ページの写真参照）。利用者も思う存分、それぞれのスヌーズレンルームを活用していた。

このようなスヌーズレンをもつ「デイアクティビティセンターＷＩＮ」の高久保夏樹さんに話を聞いた。まずは、足利むつみ会の事業の一つである当センターの紹介をホームページから引用して紹介させていただく。

――誰もが住み慣れた地域で安心して生活することができるように、個人の感性を最大限に生かし、生きる喜びを感じられるように、自分のライフスタイルを自由に選択し、社会参加が

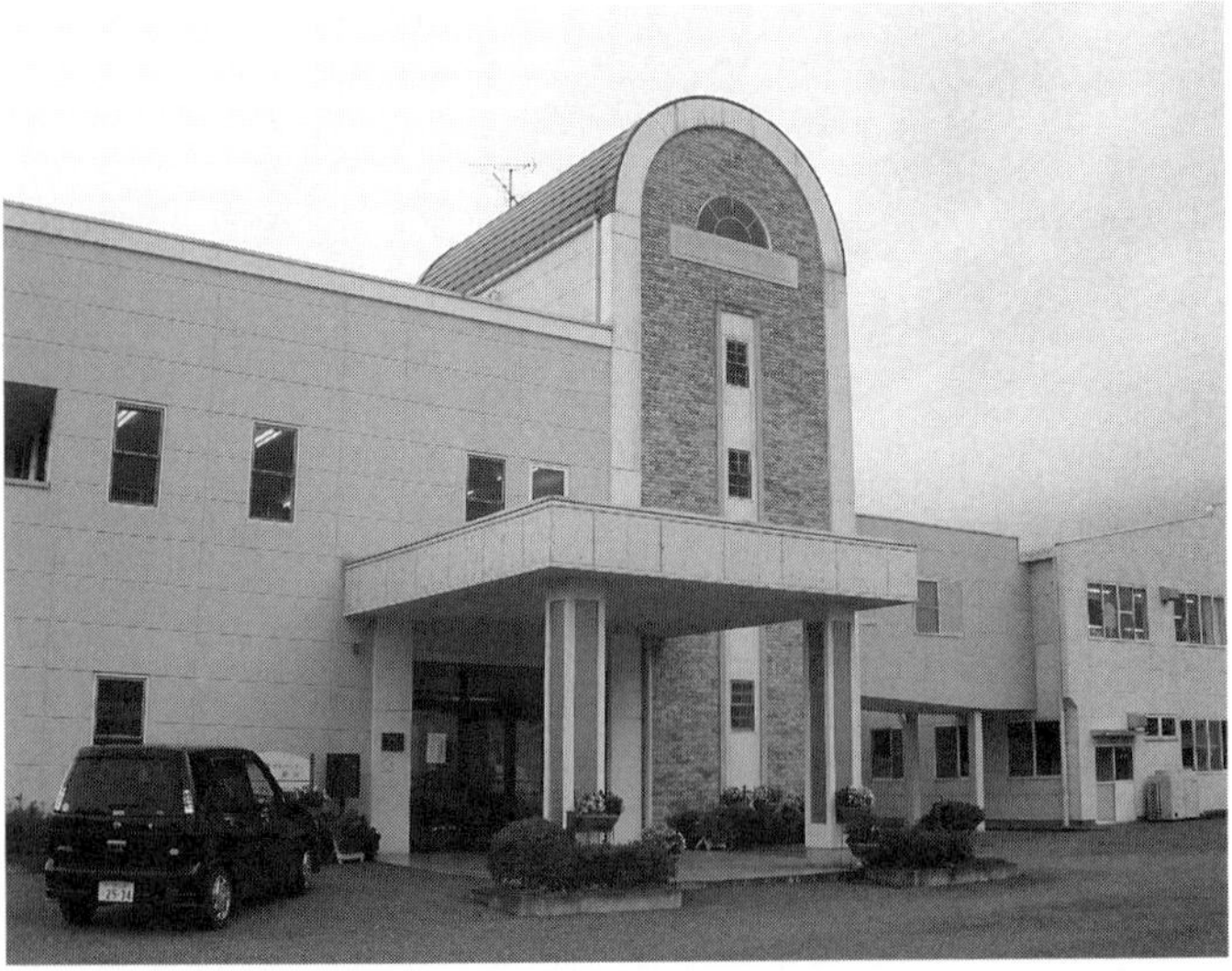

足利むつみ会の外観

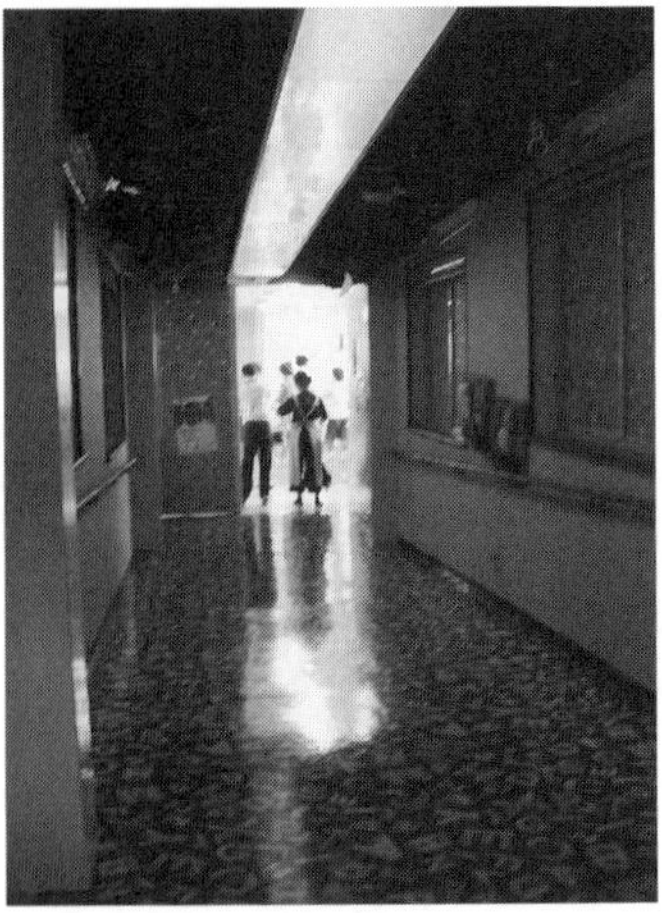

青空のトンネルのような廊下

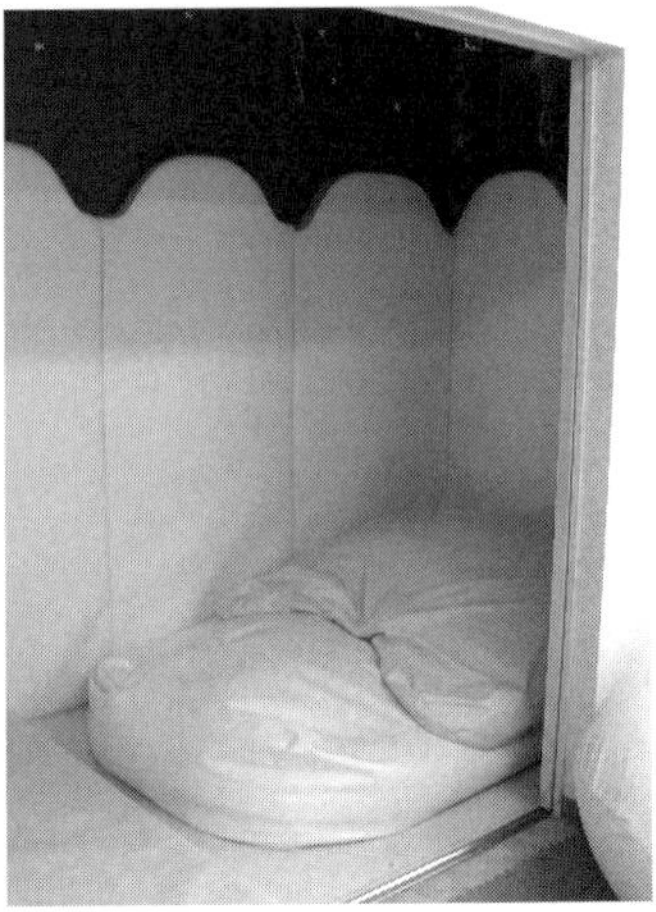

押し入れがスヌーズレン

できるように、そして、一日一日を充実した気持ちで過ごせるようにと『ＷＩＮ』は考えております。

『ＷＩＮ』は、地域で生活する障害を持つ方たちが通所して文化的活動や機能訓練、社会体験等を行うことにより、利用者の自立を図ると共に生きがいを持って社会参加すること等を目的としています。

『単位①銀河グループ』の活動内容

プログラムは個々に合ったものを選べるようサービスの幅を広げ、やりたいことにチャレンジする自由選択活動も行っています。個人のニーズや障害の多様化に配慮するため、小グループに分かれて活動します。

★文化的プログラム：創作活動・音楽活動・スポーツ・レクリエーション活動
★作業的プログラム：ＥＭボカシ作り・再生紙作りなど。
★その他：外出・スヌーズレン

『単位②ＷＩＮグループ』の活動内容

利用者の趣味や希望に応じた個別プログラムとプログラムの内容によって参加するか、しないかを自由に選択する集団活動プログラム等を通してより多くの体験をし、地域で生きていることを実感していただきたいと思います。

★文化的プログラム：スポーツ、手芸、音楽活動、レクリエーション活動
★機能訓練：日常生活動作、軽作業、スヌーズレン（リラクゼーションの感覚療法）、ボールプール（アクティビティの感覚療法）
★社会体験：コミュニケーション訓練、外出

Q　スヌーズレンを知ったきっかけは何ですか？

A　当法人の理事長がヨーロッパを訪れた際、見学した施設にスヌーズレンの設備があったのを見て、興味をもったとうかがっています。私が入社した前年の一九九八年に、ホワイトルームが設置されました。

Q　初めて見たとき、また利用したときの印象はどのようなものでしたか？

A　学生時代にいくつかの施設へ実習や見学で訪れましたが、そのときにこのような素晴らしい設備を初めて見て、とても驚いたことを覚えています。当時はまだ措置制度の時代であり、[1]利用者に対する考え方も「支援」というよりは「指導」という要素が強かったなかにあってスヌーズレンの理念を聞いたのです。また、実践をしている職員を見たとき、利用者個人のペース

にあわせた素晴らしい実践であると感じました。

Q　どのような利用者に、どのように活用したいと思いましたか？

A　ホワイトルームが設置されていた場所が重度障がい者の施設であり、言葉でのコミュニケーションが困難な方や、麻痺によって身体の動きに制限のある方がおりましたので、集団的な活動に参加することが難しい利用者とのコミュニケーションを図るために利用したいと思いました。

また、自閉的な傾向があって集団活動が苦手であったり、騒がしい環境が苦手な利用者に対しては、刺激の少ない環境を提供することによって、よい精神状態が保てるように活用したいと思いました。

Q　実際に設置するときに問題点はありましたか？

A　先ほども述べたように、当時は措置制度のなかにあって、施設の部屋やスペースの使用目的が明確に定められていました。要するに、「スヌーズレンルーム」という名称では設置できな

---

(1)　福祉サービスを受ける要件を満たしているかを判断し、そのサービスの開始・廃止を法令に基づいた行政権限としての措置によって提供する制度のこと。これに対して契約制度は、利用者が福祉サービスの提供者との契約に基づいてサービスを利用する制度である。措置制度のもとでは利用者側の意向が尊重されにくいという構造が指摘され、社会福祉基礎構造改革以降、措置制度から契約制度への移行が加速している。

かったとうかがっています。ちなみに、当時は「更衣室」という名目で使っていました。

それから、一つ一つの機材は大きいものが多く、スペースの確保が難しいと思います。それに、機材ごとに独立したスイッチが必要とされるため、多少の改装工事が必要になりました。また、刺激を少なくするために部屋を暗くする必要がありますが、消防法などの関係によって窓はふさぐことができないため、設置する際に工夫が必要になります。

Q　設置してみたあとの問題点やよかったと思う点は何ですか？

A　電気関係の機材が多いため、定期的なメンテナンスが必要です。ボールプールのボールを定期的に洗ったり、他の機材も常に消毒をしたりと、清潔を保つことが大変ですね。よ

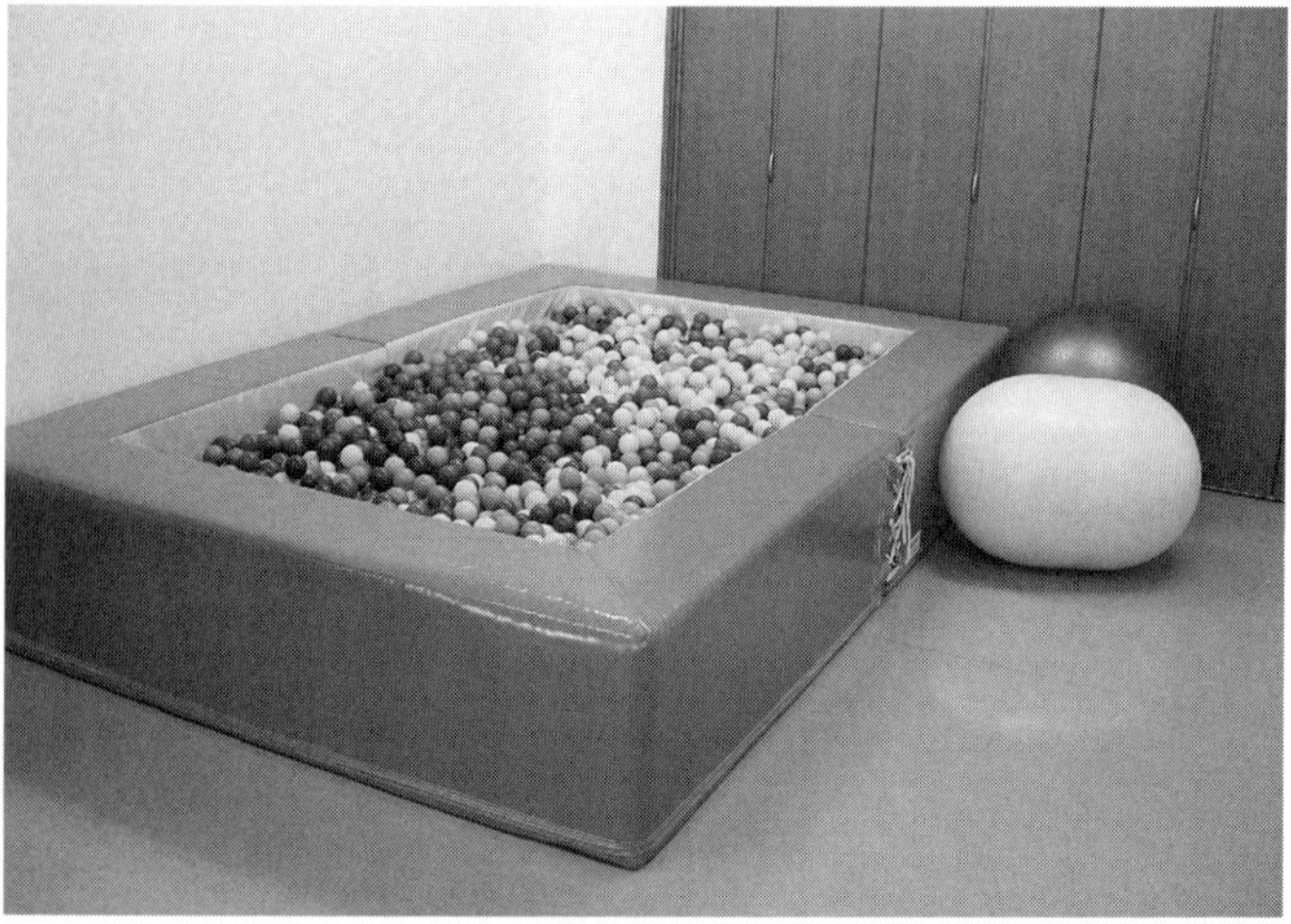

足利むつみ会で製造しているボールプール

かった点は、利用者のみなさんに喜んで使っていただいていることです。

Q　現在、スヌーズレンでどのような活動をしていますか？

A　利用者の日中活動の一環として、「一対一」または「一対三」ぐらいの人数配分でコミュニケーションを図ったり、軽いマッサージなどを行っています。そのほか、体調や環境によって精神状態が崩れた利用者と過ごして、リラックスするように精神安定に努めています。

Q　スタッフとして、全体の感想や意見、希望などがありましたらお話しください。

A　何といっても理念が非常に素晴らしいので、さらに広まっていただきたいと思っています。機材が非常に高価なものが多いので、もう少し手に入りやすくなったらいいな、と思います。そのため、当法人ではスヌーズレン用のマットレスやボールプール、クッションなどを製造し、「mutumi ブランド」として販売する事業も行っています。

私の感想

新しく「mutumi ブランド」を立ち上げるなど、精力的なスヌーズレン活動をされていることには感嘆する。さまざまな施設から依頼をいただき、新しくスヌーズレンを立ち上げるお手伝いをしている私としても、今後、実際に現場で利用されている耐久性のある「mutumi ブランド」を紹介するとともに、是非利用したいと思っている。

2　社会福祉法人　閑谷福祉会

（法人本部・事務局　〒709-0403　岡山県和気郡和気町日笠下1613－5
TEL.0869-92-1155　FAX.0869-93-1633）

現在、私が住んでいる岡山県にもスヌーズレンがある。スウェーデンの医療や福祉を県内で紹介する機会に恵まれたとき、「閑谷福祉会」に所属している人が聴講者の一人としてやって来ていた。そのときに挨拶をさせていただいたことがきっかけとなり、閑谷福祉会との交流がはじまった。

前章で、この福祉会の事業の一つである「児童デイサービス　ことりの森」について簡単に紹介したが（七九ページ参照）、改めて、理事長である広瀬敏子さんの言葉をホームページから引用しよう。

地域との共生を目指して

社会福祉法人は、利用者はもとより地域社会における様々な福祉ニーズにきめ細かく柔軟に対応し、地域福祉の充実に貢献することが求められています。

私たちは創立以来二〇年余にわたり、「地域と共に生きる（地域との共生）」をモットーに、障がい者、高齢者とそのご家族の思いを心に留め、地域の福祉課題に取り組んでまいりました。

現在、社会福祉を取り巻く環境は激動が続いています。私たちは、このような改革（チェンジ）を絶好の好機（チャンス）ととらえ、果敢なる挑戦（チャレンジ）を続ける３Ｃ（Change, Chance, Challenge）の精神をもって、地域福祉の充実に向けた着実な実践を進めてまいる所存です。

今後とも、皆様の一層のご支援とご協力をお願い申し上げます。

閑谷福祉会は、岡山県和気郡を中心として、県内において「日中活動支援事業」（五施設）「居住支援事業」（四施設）「地域生活支援事業」（三施設）という三つに事業を展開している。私が訪れたのは、居住支援事業の一施設である「障害者支援施設しずたに」である。二〇一四年五月、言葉どおり「五月晴れ」というさわやかな日であった。

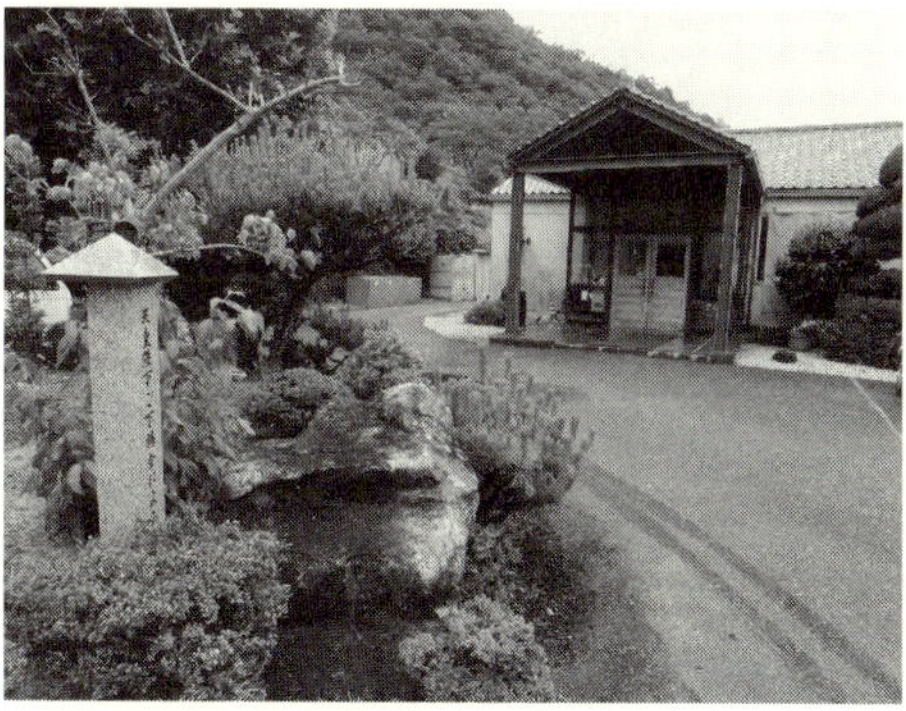

「障害者支援施設しずたに」の入り口

施設の玄関前に蝋梅《ろうばい》が植えられていた。よく見ると、「天皇陛下ご下賜金による記念植樹」という碑が立っていた。自然豊かな和気の風景に、見事にマッチしている。

玄関を入ると、スタッフの一人で、スヌーズレンを設立した梶原好恵さんを紹介された。彼女に案内されたのは、敷地内の山裾に立つプレハブであった。一瞬、怪訝《けげん》な感じがしたが、中に入ってみると驚くとともに喜んでしまった。広い部屋の中に現れたのは、質素でシンプルなスヌーズレン。「あれもしたい、これもしたい」というスタッフの意欲が、その部屋には充満していた。スタッフの熱意で建てられたプレハブのスヌーズレン、感動であった。

「素晴らしい豪華な施設はありません。素

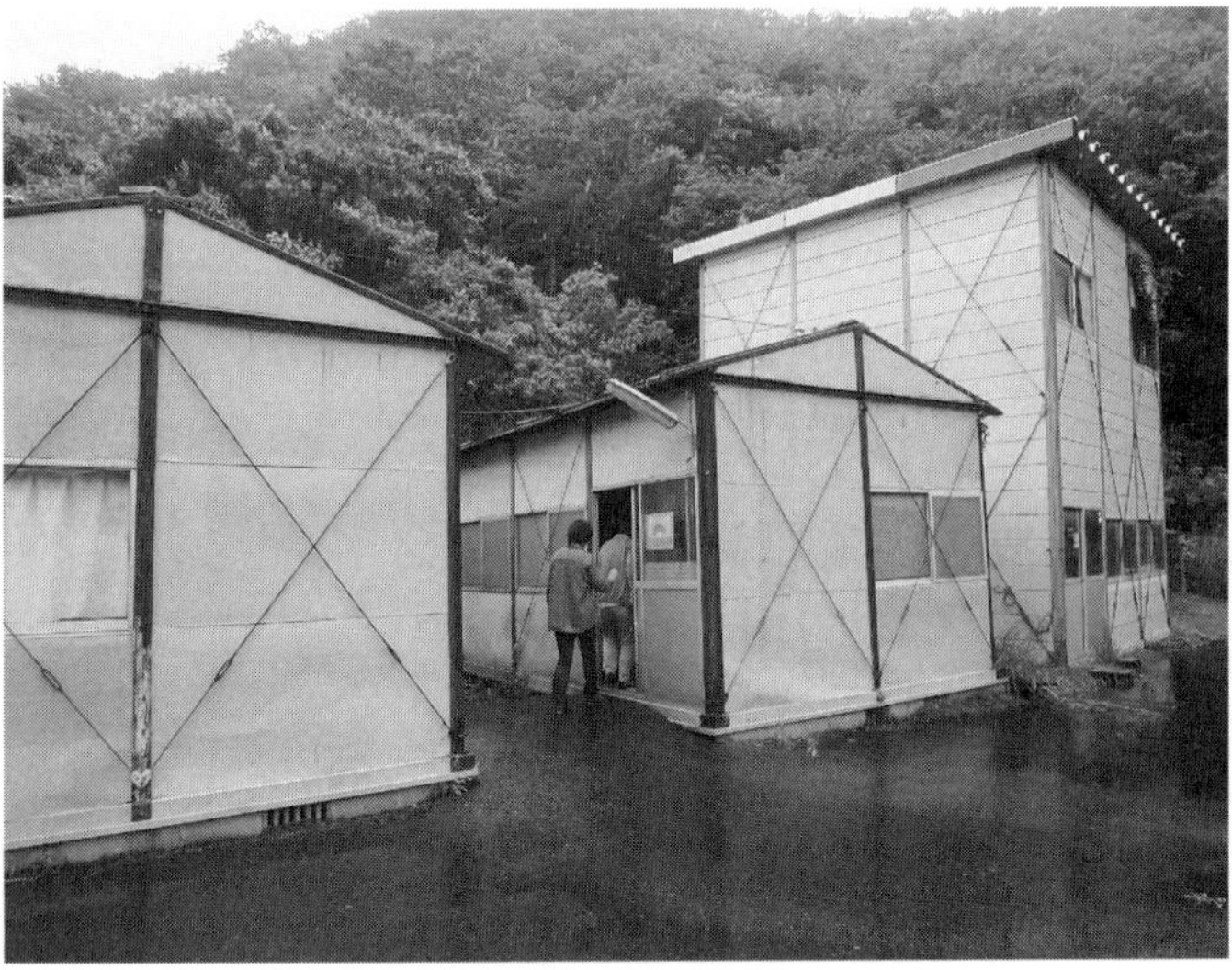

スヌーズレンが設置されているプレハブの外観

郵便はがき

料金受取人払郵便

新宿北局承認

3890

差出有効期間
平成28年8月
31日まで

有効期限が
切れましたら
切手をはって
お出し下さい

169-8790

260

東京都新宿区西早稲田
3 — 16 — 28

株式会社 **新評論**
SBC（新評論ブッククラブ）事業部 行

お名前	年齢	SBC 会員番号 L　　番

ご住所 〒　　—

TEL

ご職業

E-maill

●本書をお求めの書店名（またはよく行く書店名）

書店名

●新刊案内のご希望　□ ある　□ ない

SBC（新評論ブッククラブ）のご案内

会員は送料無料！各種特典あり！詳細は裏面に

SBC（新評論ブッククラブ）
入会申込書

※✓印をお付け下さい。
→ SBC に 入会する □

読者アンケートハガキ

このたびは新評論の出版物をお買い上げ頂き、ありがとうございました。今後の編集の参考にするために、以下の設問にお答えいただければ幸いです。ご協力を宜しくお願い致します。

本のタイトル

この本をお読みになったご意見・ご感想、小社の出版物に対するご意見をお聞かせ下さい
（小社、PR誌「新評論」およびホームページに掲載させて頂く場合もございます。予めご了承ください）

SBC（新評論ブッククラブ）のご案内
会員は送料無料！各種特典あり！お申し込みを！

当クラブ（1999年発足）は**入会金・年会費なし**で、会員の方々に弊社の出版活動内容をご紹介する**月刊 PR 誌「新評論」**を定期的にご送付しております。

入会登録後、弊社商品に添付された**読者アンケートハガキ**を**累計 5 枚**お送りいただくごとに、商品の中からご希望の本を**1 冊無料進呈**する特典もございます。

ご入会希望の方は小社 HP フォームからお送りいただくか、メール、またはこのハガキにて、お名前、郵便番号、ご住所、電話番号を明記のうえ、弊社宛にお申し込みください。折り返し、SBC 発行の「**入会確認証**」をお送りいたします。

購入申込書（小社刊行物のご注文にご利用下さい。その際書店名を必ずご記入下さい）

書名　　冊

書名　　冊

ご指定の書店名

書店名　　都道府県　　市区郡町

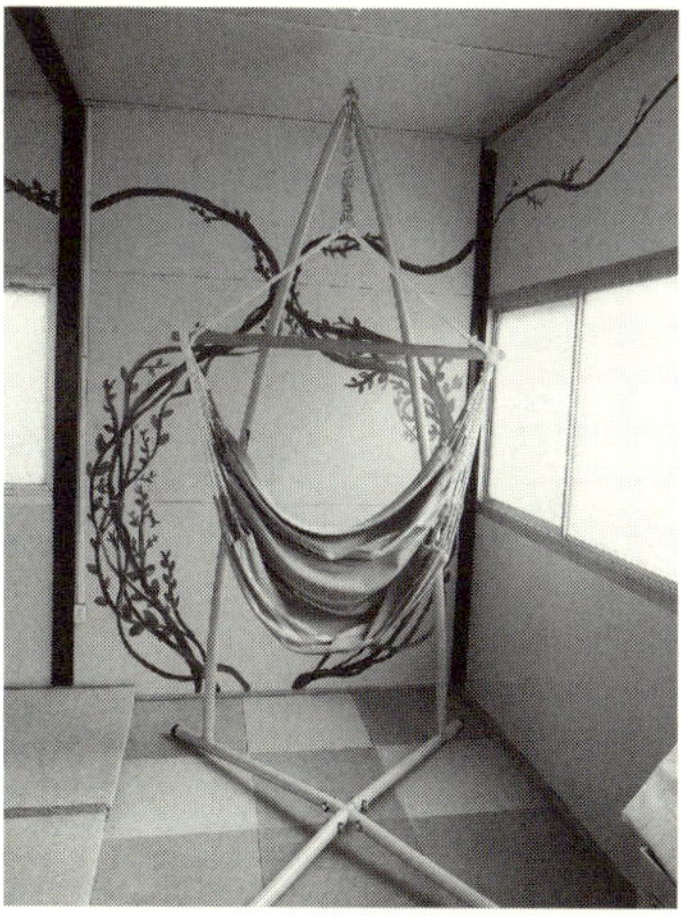

移動型のハンモックもある

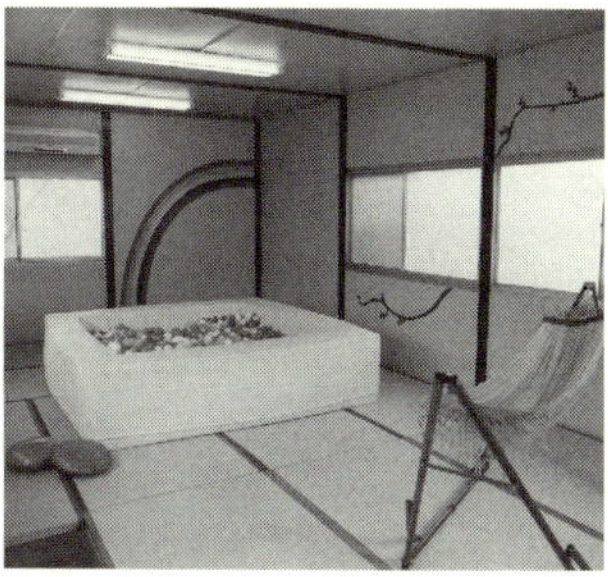

プレハブの中にあるボールプール

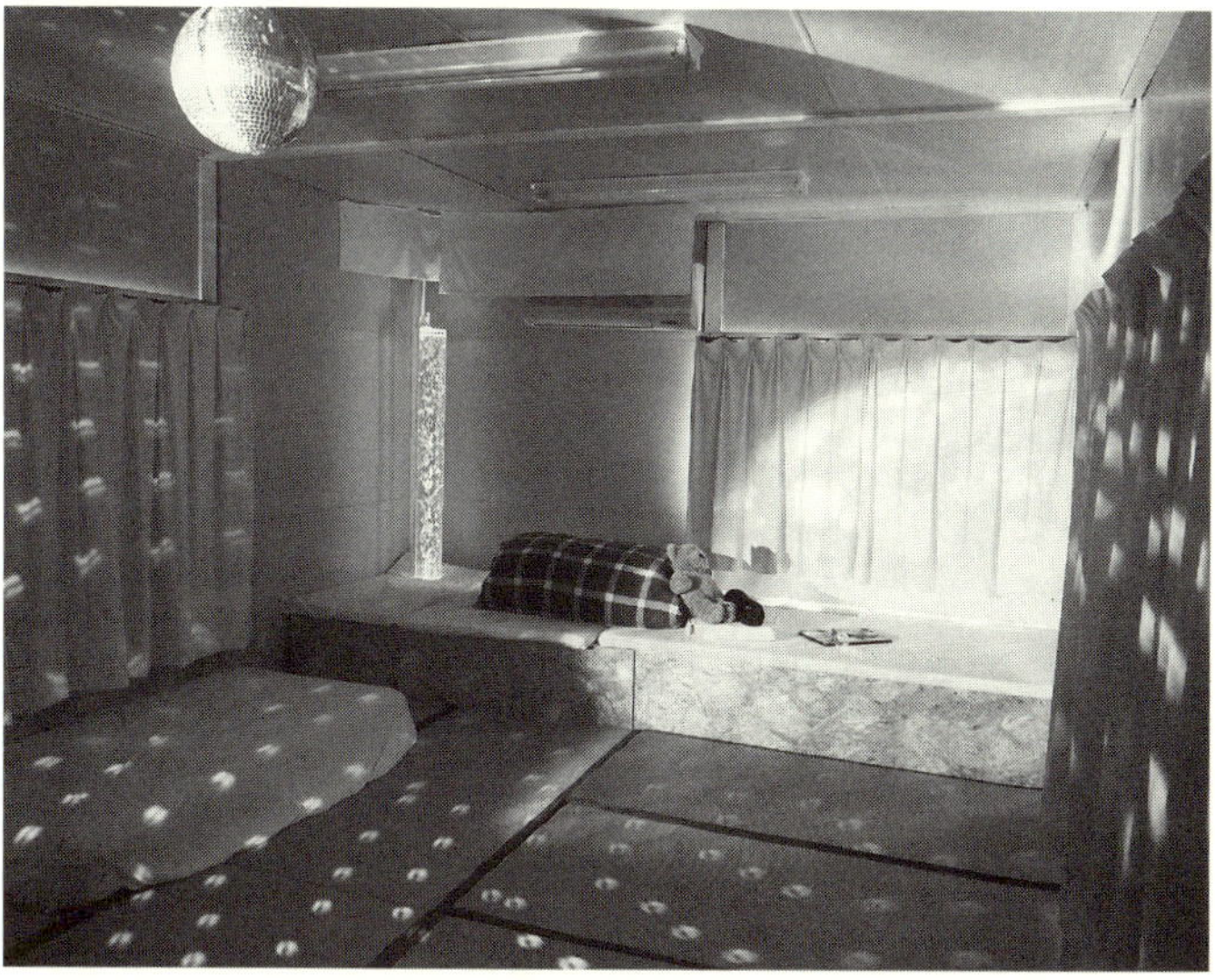

プレハブの中のホワイトルーム

朴なスヌーズレンですが、利用者さんの感覚を新世界へと導くことができます。スヌーズレンのことをもっと深く知りたいし、活用したいです」と、サービス管理責任者でもある梶原さんが話してくれた。

「三六五日二四時間の暮らしを支える中で、利用者さんの誇りを大切にした支援を目指し、スタッフみんなが専門職として力を合わせることの出来る事業所を目指しています」（ホームページより）とも言う、若くてかわいい梶原さんに質問を開始した。

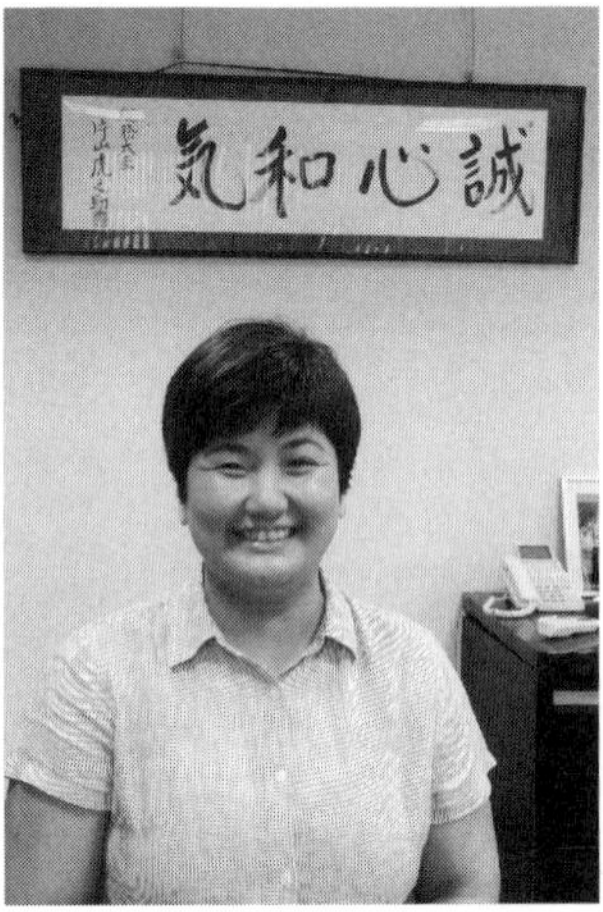

にこやかな梶原好恵さん

Q　スヌーズレンを知ったきっかけは何ですか？

A　知的にも身体的にも重い障がいをもっている利用者さんの日中活動を支援しているなかで、「楽しい」と感じてもらえることはどんなことなのかと考えていました。なかなかうまく展開できないでいたころに、図書館で河本さんが書かれた『スウェーデンのスヌーズレン』に出合ったのです。

Q　初めて見たとき、もしくは利用したときの印象はいかがでしたか？

A　本を読んでから、実際にスヌーズレンを見たのはずっとあとのことです。当時、岡山県や広島県ではスヌーズレンを実施している所はなかったのです（私が入手できる範囲の情報で）。だから、実際にスヌーズレンを見たのは、私が勤めている事業所「しずたに」に造ることが決まってから、鳥取の事業所に見学に行ったときです。そのときは、かかる「費用」やもたらされる「効果」で頭がいっぱいになりながらも、利用者さんと使用する日を思い浮かべてワクワクしていました。

　本を読んでから、まずできるところから感覚を使って楽しんでもらえるような活動を目指しました。たとえば、クッキーづくりでは、卵の殻やベタベタのクッキー生地を使って感触を味わってもらいました。また、身体をゆっくりと動かす活動では、さまざまな肌触りのクッションや手袋を使ったりもしました。

　あとは、部屋を暗くしてランプを灯したり、芳香剤を使ったり、鏡で遊んだりといった活動もはじめました。スヌーズレンの取り組みを多少なりとも知ったことで、活動の素材は同じでも楽しみ方が工夫できるようになったと思います。

Q　どのような意図において活用したいと思いましたか？

A　入所施設での生活において、たくさんある余暇時間を「自分で選んで自分で楽しんでもらうとも考えていました。ちなみに、私が担当している利用者さんは、知的障がいに加えて発達障がい、精神障がい、身体障がいを有している方々です。

Q　実際に設置するときの問題点は何でしたか？

A　今振り返ると、理解者や協力者を増やすことができなかったことが大きな問題点だったと思います。事実、のちに人事異動があって私がいなくなったあと、「しずたに」でのスヌーズレンの取り組みが途絶えました。一緒に研修に参加してもらったり、本を貸したりはしていましたが、協力者になってもらえるだけの力が私にはなかったのです。それに、当時は「造ってはじめる」ことだけで頭がいっぱいでした。

Q　設置してみたあとの問題点やよかったと思うところを教えてください。

A　最初、設置する場所で悩みました。必死に考えて、生活棟とは離れたプレハブをスヌーズレンルームに改装することにしました。実際、生活棟にはほかの利用者さんの生活の音や匂いがあふれているので設置が難しかったです。

プレハブ周辺には自由になる空地があって、先々の広がりも可能でした。加えて、プレハブまでの道中を、特別な時間への道のりにしたいとも考えました。しかし、プレハブでは夏が暑く、虫の多いことが悩みの種でした。また、何かを叩くと耳障りな音が響くといったマイナス面もありました。

資金も十分ではなかったので、機材を固定するためにベンチを造ったり、壁を塗ったりもしました。手づくりであったため、不具合があれば修理が容易にできたことはよかった点と言えます。そのほかにも、利用者さんとともに使いはじめてよかったことがたくさんあります。

集団に入るのが苦手だと思っていた利用者さんで、Ａさんという方がいます。言葉でのやり取りは難しく、何かをしはじめるときには準備をして、タイミングをみて声をかけるという方でした。そのＡさんとは、すでに何度か一緒にスヌーズレンを楽しんでいました。

ある日、別の利用者さんたちに「キラキラの部屋（ホワイトルーム）に行こう」と声をかけると、Ａさんも立ち上がって私たちの後ろをついて歩いてきたのです。Ａさんは、自らスヌーズレンルームに行きたいと判断して動き、ほかの利用者さんと一緒に楽しんだのです。「特別な配慮のいるＡさん」にしていたのは、ひょっとしたら、私たちの思い込みだったのかもしれないと気付かされました。

異動した先（「児童デイサービス　ことりの森」と「ワークセンターせと」[(2)]）でも、スヌーズ

（２）現在、梶原さんは和気の「しずたに」に戻っている。スタートとなったこの地で、改めてスヌーズレンに取り組んでいる。

レンに取り組みました。重い自閉症の利用者さんが、「梶原さん、ほしの部屋（ホワイトルーム）行きます」と言葉で伝えてくれることもありました。心から、設置してよかったと感じられる瞬間でした。

Q　スヌーズレンに関して、今後の活動予定を教えてください。

A　まずは、「しずたに」でもう一度じっくりと取り組みをはじめたいと思っています。そのためにも、スタッフにスヌーズレンを理解してもらうことが必要だと感じています。そして、年を重ねて身体の動きに制限が出はじめた利用者さんにあった環境を整えていきたいと考えています。一〇年ぐらいはかかるかもしれませんが、頑張ります。

Q　利用者として、あるいはスタッフとして全体の感想や意見、希望などがありましたらお話しください。

A　「しずたに」の周辺には豊かな自然があります。春には花々が咲き、夏にはホタルが飛び、秋には落ち葉がカサカサ音を立て、冬にはシカの鳴く声が聞こえます。こんな豊かな季節感を一緒に楽しみたいと思っても、重い障がいがゆえに感じているのかどうか、また感じていても反応がないだけなのかすら分からないことが多々ありました。そんなとき、スヌーズレンがヒントになるのではないかと感じています。

もう一つ、普段はあまり一緒にいない異性の利用者さんとスヌーズレンで過ごしたとき、手の拘縮《こうしゅく》に気が付いたことがあります。そのあとは、手洗いのたびに手を握って、グーパーをするようにしました。「利用者さんの楽しみ」であることはもちろん、生活支援員として大切なことを気付かせてくれる環境であるとも感じています。

日常の当たり前に気付き、丁寧にかかわれる生活支援員になることができれば、スヌーズレンの楽しみももっと膨らんでいくのかなぁ、と考えています。

私の感想

利用者が日々送る生活のなかでスヌーズレンが彼らの心を癒し、活動の一部になっている。紹介した私としては、本当にうれしいかぎりである。障がい者支援施設の場合、とかく利用者はルーティンワークに流されて受け身となりがちで、生きているという喜びを体感しなくなる。自分で選ぶ、自分のレベルで遊ぶ、自分のテンポで学習するという自由な環境がなかなか見いだせないのだ。だからこそ、スヌーズレンで過ごす時間を有意義なものにしてあげたいと思っている。

梶原さんのようにスヌーズレンを理解し、他のスタッフにもその価値を共有してもらい、これまで以上に活用してくれればと願いつつ、私も協力を続けていきたい。

3 リラクリエーション・プロジェクト株式会社

（〒182-0022 東京都調布市国領町2-8-3 ゴコウエテルナーレ B106
Loco-working space"cococi"国領 二〇一二年設立。掲載住所はスヌーズレンルームのある所。
http://relaxcreation.co.jp/）

橋本敦子さんとの最初の出会いは、今から五年前、彼女とご主人がスウェーデンのマルメ市にあるハビリテーリングセンター内のスヌーズレンを視察に来られたときである。もちろん、スヌーズレンについて私は話をしたのだが、すっかり意気投合してしまい、視察後に市内のレストランで食事をともにした。

このときのエピソードだが、橋本さんご夫婦は若く見られすぎたのか、ビールを注文するとき「身分証明書」を見せないと注文できないというハプニングがあった。パスポートをホテルに預けたままだったので、このときはビールをオーダーすることができなかったという面白い体験のあった楽しいひと時だった。

まずは、橋本敦子さんが代表取締役を務めている「リラクリエーション・プロジェクト」という会社の紹介を簡単にしておこう。この会社は、二つの事業を中心にして活動を行っている。一つは、コンテンツ事業として、「教育におけるデジタルコンテンツの企画・製作」と「映像・音楽ソフトの企画・製作」である。そしてもう一つが、本書のテーマとなっているスヌーズレンに関する事業である。他企業や他団体との連携を積極的に行い、スヌーズレンを普及する「スヌーズレン・ラボ」という組織を立ち上げ、以下の四つの事業を行っている。

❶スヌーズレンルームの運営
❷スヌーズレンに関する講座・講演の開催
❸スヌーズレンルームの導入およびコーディネート
❹商品企画と関連事業の企画開発・制作

これらを中心にして行っているのが「リラクリエーション・プロジェクト」であるが、その説明として、「スヌーズレン・ラボ」のホームページには次のように書かれている。

現在、スヌーズレンルームは、発達障がいを含むさまざまな困難を抱える子どもに対する大きな成果が世界中で認められていますが、私たちはそうしたお子さんだけでなく、すべての子どもたちへ届けたいと考えています。

病気・発達障害・いじめ・児童虐待・鬱・貧困。さまざまな理由で心身バランスを崩している子どもたちが現代にはたくさん存在しています。また、テロのように、いつどこで起こるかも分からない不穏な事件も続く世の中では、たとえ心身ともに健康な子どもであったとしても、容易に心身のバランスを崩しかねません。

子どもたちは、未来そのもの。大人の手により失われてしまった環境を取り戻すのは〝オトナ〟の責任。私たちは、子どもたちと子どもたちにとって一番の環境である周囲の大人たちがココロから落ち着ける時間や空間を届けていくために、「スヌーズレン」の環境を創り出していきます。

しかし、それ以上に「すべての命が幸せになる権利がある」というスヌーズレンのコンセプトが当たり前の世の中になることこそが、私たちスヌーズレン・ラボの最大のミッションです。（一部改変）

まさに、私が考えていることと同じである。驚いたことに、橋本さんらは移動スヌーズレンも用意されていた。ワゴン車の中をスヌーズレンに改装して、二〇一一年三月一一日に起きた東北大震災のあとには岩手県まで行き、被災された方々にスヌーズレンの体験をしてもらったそうだ。そのときの橋本さん感想をホームページから引用しておこう。

体験してくださった方の様子を見ていて、子どもたちは遊ぶことが一番のストレス解消になること、お年寄りは「誰かと話したい」という人が多いということを改めて感じました。

私たちに対して最初はピリピリしていたお母さんもいたのですが、子どもたちと体験した後には表情がとても柔らかくなっていて、打ち解けてお話をしてくれました。「大きな地震を経験されたことでのストレスや不安で固くなった心を柔らかくほぐせたら」というのがこの時の狙いだったので、とても嬉しかったです。

そして、この時の経験が今も私を突き動かしています。

本当は一度きりの体験で終わらせるのではなく、継続して体験していただきたいという想いがあったのですが、活動をはじめたばかりの当時はボランティア団体という形を取っていたため、資金難で活動の継続ができませんでした。

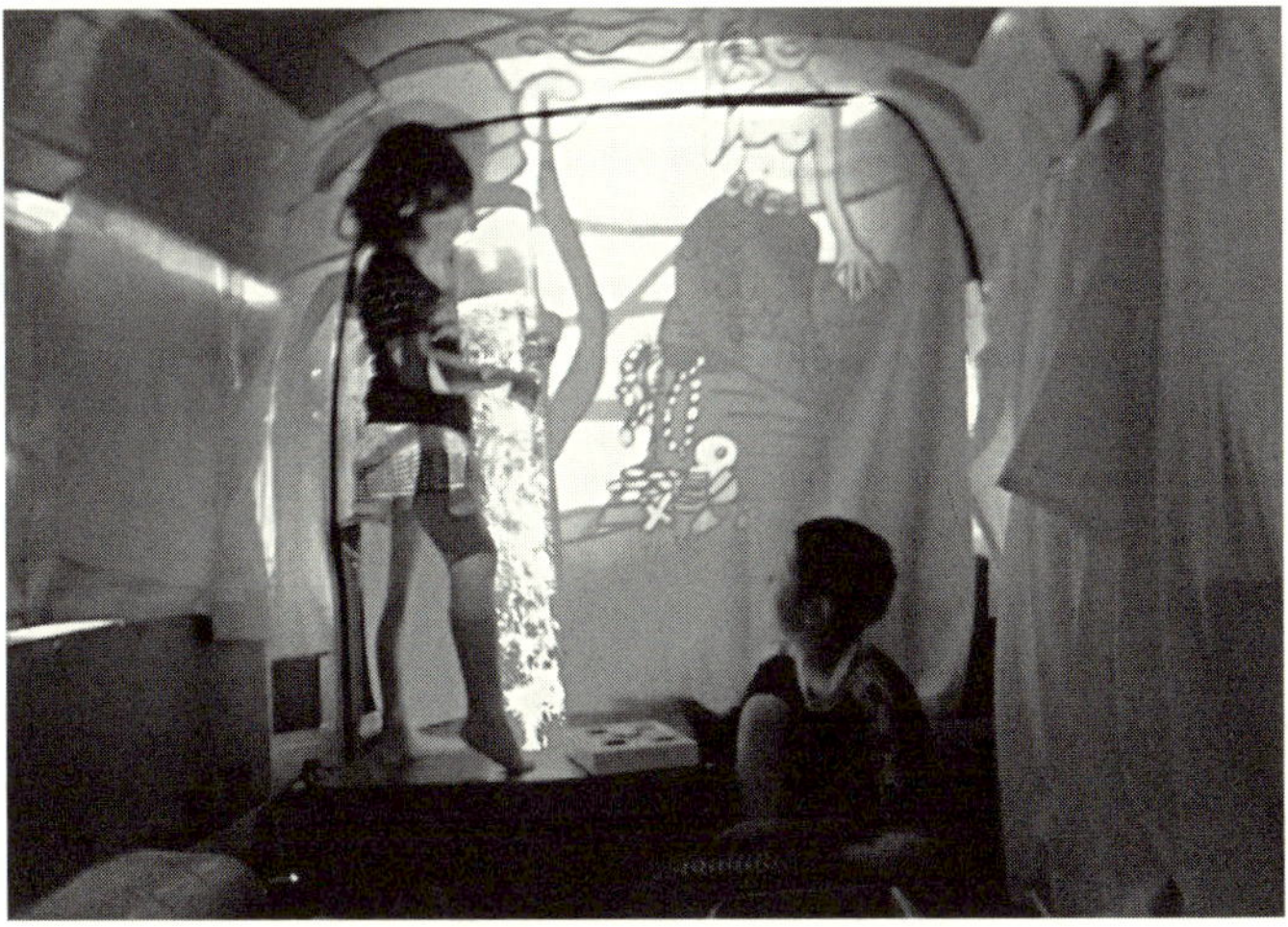

ワゴン車につくられたスヌーズレン

こうした環境にいる子どもたちにとっても、スヌーズレンの環境がもたらす良い影響を実感していますし、海外でもそのような形で活用されているのを知っていたのですが、日本ではスヌーズレンの認知度が低いために、こうした地域へのスヌーズレン提供に対して助成金がおりるのはとても難しかったのです。

こうした経験から、まずは日本におけるスヌーズレンの認知度をあげる必要があると感じ、資金をまわすためにも事業を本格的に形にしようと決心しました。

このように、スヌーズレンの利用を多角的にとらえて広めようとしている橋本さん、その意欲に感銘を受けた私は、最大限の賛辞を送るとともに応援を続けていきたいと思っている。

Q　スヌーズレンを知ったきっかけは何ですか？

A　河本さんが書かれた『スウェーデンのスヌーズレン』を図書館で見つけたことがきっかけです。それまで私は、幼児〜高校生用の学習コンテンツの制作を仕事にしてきたのですが、子どもたちの精神的なサポートとクリエイティブがつながる仕事をやりたいなーといろいろリサーチをしている時期だったこともあり、「本当にやりたいことの糸口がようやく見つかった！」という感じがしました。

Q　初めて見たとき、もしくは利用したときの印象はいかがでしたか？

A　最初に体験をした場所は日本だったのですが、ここにアートの要素やクリエイティビティが加わっていったら、もっともっと素敵な活動に変化していくのではないかと胸が高鳴りました。同時に、「スヌーズレンは障がいのある方のためのもの」という閉塞感を、どうにか打ち破れないものかと思いました。

私自身は統合教育の学校に通っていたので、障がいのある人たちと当たり前のように接してきたのですが、日本ではそうではない人がほとんどです。スヌーズレンにアートやクリエイティビティが加わり、一般の方にも馴染みやすいものになっていくことで、たくさんの人たちの心が癒されるきっかけが増えるだけでなく、障がいのある方に対する理解を促進することにもつながっていくのではないかと感じました。

その後、北欧を中心にスヌーズレンルームをいくつも訪問しましたが、いずれも美しく「ワーー」とため息の出るような空間ばかりで、スヌーズレンルームの導入にカラーセラピストやアーティスト、時には風水の専門家までかかわっているケースもありました。そして、利用対象も、障がいの有無にかかわらずオープンにしている所が多々あったのです。ユニバーサルな環境がユニバーサルな心ときちんと結び付いていることを肌で感じ、私自身は国内においてスヌーズレンをもっと新しい形へと変化させていきたいと考えるようになりました。

Q　具体的に、どのように活用したいと思いましたか？

A　クリエイティブの分野がかかわることによってさらに幅が広がっていくのではないかというポテンシャルを感じたのと同時に、たくさんの子どもたちに普及していきたいと思いました。日本では、とくに障がいのある方のための空間という認識が強いスヌーズレンですが、イジメや鬱、虐待などでつらい思いをしている子どもたち、東日本大震災で強いストレスにさらされた子どもたちなどにとっても、安らぎが得られる環境だという確信があったからです。

　また、私自身が一児の母となり、乳幼児にもとてもよい環境だと肌で感じています。とくに、乳児は家の外に出ると安心して遊べる場所というのはとても少ないですし、母親も、言葉でのコミュニケーションが取れない相手と過ごすことでストレスがたまりやすいので、両者が穏やかに過ごせる本当に貴重な時空間だと思っています。それは、私たちが運営するスヌーズレンルームの利用者を見ても実感しています。

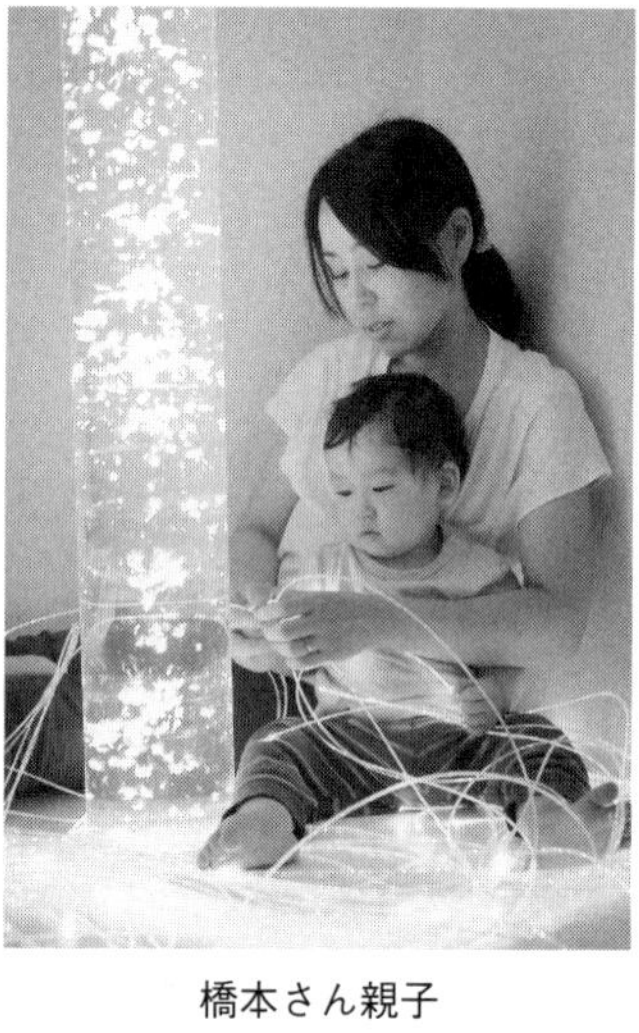

橋本さん親子

Q　実際に設置するときの問題点は何でしたか？

A　スヌーズレンを知ってすぐに「スヌーズレンルームをつくりたい！」と思いましたが、まず私の場合は施設職員ではなかったので、つくる資金どころか場所についても〇《ぜろ》からのスタートでした。

そこで最初は、周囲の人々にスヌーズレンについて説明する必要が出てきたのですが、人や国によっても解釈が異なっていたので、まずスヌーズレンが何であるかということを自分自身の言葉で説明できるようになるまでにとても時間がかかりました。人から投げ掛けられる疑問に対して、自分なりの回答ができるようにヨーロッパで研修を重ねつつ、資金を貯めて、スヌーズレンルームを完成させるまでに四年かかりました。

これからスヌーズレンルームをつくりたいという方にとっても、理解・協力していただく必要のある相手がいるならばこれは課題になってくるのではないでしょうか。スヌーズレンルームは体験していただくとイメージが湧きやすいので、説得に困ったときには、私たちのスヌーズレンルームを利用してください。

Q　設置後の問題点やよかったと思う点は何ですか？

A　既存の部屋をスヌーズレンルームに改装したため、風通しと防音が問題になりました。設置直後は、新品のスヌーズレングッズの匂いが部屋にこもりやすかったので、天日干しをしたり、消臭剤を使って匂いを取るのにも苦労しました。また、隣接している部屋との兼ね合いで、思うようにスヌーズレンルームを使えないことがあります。防音対策ができていないので、利用時間を調整することで利用者が静かに過ごせるように工夫しています。

よかったことと言えば、たくさんのグッズを入れすぎなかったことです。もっとも、たくさん揃えるだけの金銭的な余裕もなかったのですが……。決して広くない部屋にグッズをたくさん置くと、それだけで窮屈になってしまいます。グッズは、少しずつ利用者の状況などを見て変えていこうと思っています。

Q　現在のスヌーズレンに関しての活動はどのようなものですか?

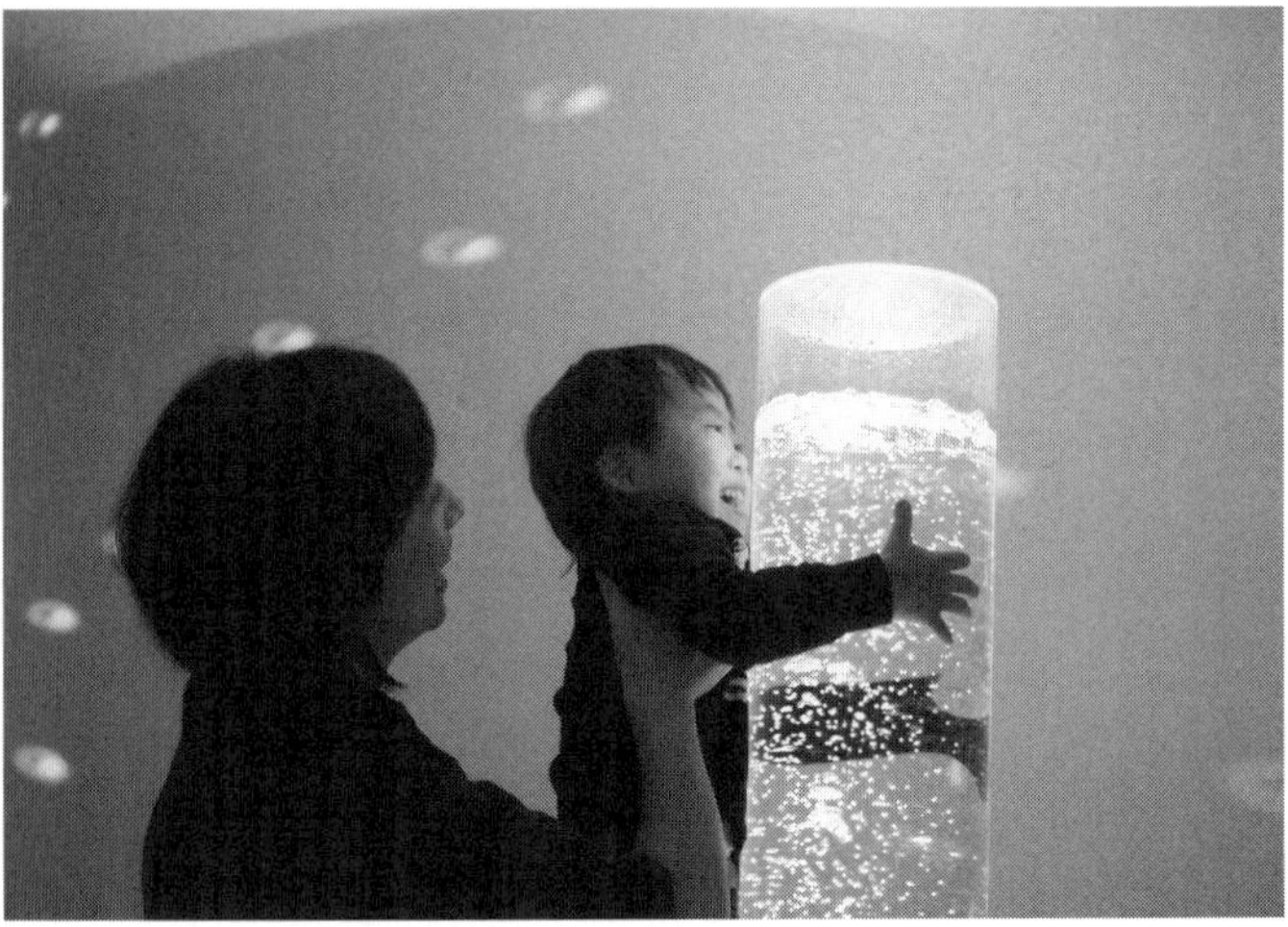

スヌーズレンルームを体験中の親子

A　二〇一五年より、先に紹介していただいた四つの活動を「スヌーズレン・ラボ（SnoezeLab）」（www.snoezelab.com）という組織で行っています。東京都調布市に常設のスヌーズレンルームを設置し、主に乳幼児や特別支援が必要なお子さんに利用していただいてるほか、ベテランセラピストを招いた療法士さんや保育士さんへの講座の提供も行っております。また、スヌーズレンを最初に見たときにやりたいと感じた、アートやクリエイティビティをプラスしたスヌーズレンの導入もスタートしました。

ルームの導入については、スヌーズレンルームとしての機能はもちろんのこと、利用者とケアする人が一緒にその時空間を楽しめるよう内装の美しさにもこだわっているのが特徴です。同時に、予算規模に合わせて、スヌーズレン専用機材ではなく代替品のご提案を合わせて行うようにしています。そして、子どもたちへのコンテンツ制作の経験を生かし、スヌーズレンルームで利用することを前提とした映像・音楽などのコンテンツ制作も少しずつ進めていて、二〇一六年には二枚目のCDを出版することにもなっています。

最終的な目標は、日本に大きなスヌーズレンセンターを造ることなので、賛同してくださる方は応援していただけたらうれしいです。

Q　利用者として、あるいはスタッフとしての感想や意見などがありましたらお話しください。

A　スヌーズレンに多くのポテンシャルを感じている一人としては、スヌーズレンの物理的な環境設定にフォーカスし、探究していくことが国内におけるさらなる活用の幅を拡げていくことにつながるのではないかと思っています。あくまでも、空間はコミュニケーションを媒介するための要素ですが、その要素を論理的に解釈し、そこへ介助者やクリエイターの感性もプラスしていくことで、より深みのある取り組みになっていくのではないでしょうか。

一方、今後の行方として一つ気になっていることがあります。スヌーズレンの保険適用化など、国からのサポートを望む声があることです。確かに、それによるメリットもありますし、実際スヌーズレンが医療行為として保険が適用されている国もありますが、これは慎重に検討するべき課題だと思います。その審議の過程においては、利用者をサポートする人の「資格」に関する議論も出てくることが予想されます。しかし、スヌーズレンの活用は、近年多岐にわたるようになりました。活用の幅が広がっていくなかで、そこにかかわることができる人を「資格」という要素で制限してしまうことにならないように、十分な配慮が必要だと考えています。

たとえば日本では、保育・幼稚園、小学校においても発達において特別支援が必要な子どもは存在していますが、諸外国ほどには療法士が積極的にかかわっていないのが現状です。そのため、仮に現在の状況で資格を必要とすると、こうした施設においてスヌーズレンを必要とする子どもたちが利用できなくなる可能性が出てしまいます。スヌーズレンの揺るがない Well-being の理念のもと、さらに多分野に波及することで、より幸せを実感できる子どもたちが増えてほしいと願っています。

私の感想

本書を著した目的が、まさに橋本さんが述べているところである。「活用の幅が広がっていくなかで、そこにかかわることができる人を『資格』という要素で制限してしまうことにならないように、十分な配慮が必要だと考えています」というお話が聞けたことは、私自身の活動においても大いなる励みとなった。東京という人口が一番多い街で活動されている橋本さんがつくられたスヌーズレンルーム、読者のみなさんも気軽に活用されてみてはいかがだろうか。

ところで、本書の編集作業を行っているときに橋本さんから興味深い話を聞いたので、ご本人の言葉で紹介していただくことにした。アンケートだけでは分からない、橋本さんの活動も垣間見えてくる。

スヌーズレンがもつ無限の可能性を感じて

（橋本敦子）

河本さんの前著『スウェーデンのスヌーズレン』を読んで以来、私はすっかりスヌーズレンに魅了されてしまった。「スヌーズレンは障がいのある子どもだけでなく、まだ自分の気持ちをうまく言葉で伝えられない幼い子どもたちとってもよいものだ」と確信したからだ。それに、子どもの精神的ケアとクリエイティブが結び付く仕事がしたいと思っていた私にとっては、スヌーズレンはまさにどんぴしゃりの存在に思えた。

読了後の熱い想いを胸に、スヌーズレンを子どもたちに普及するプロジェクトをすぐに立ち上げた。最初の活動となったのは、レンタルサロンを借りての「親子スヌーズレン体験会」の開催である。当然のことながら、体験会を継続していくにはかなりの資金がかかる。このままでは活動を継続できないからと、助成金欲しさにとあるコンペに参加したところ、思いがけず通過をした。これが切っ掛けとなって、半ば成り行きでプロジェクトを法人化することになった。

プロジェクトを法人化することになった私は、法人化を支援する第三セクターのすすめもあって、スヌーズレンの障がい児以外の活用の実績と体験者のデータを集めるために、期待を胸にスウェーデンを再訪した。しかし、そこで一気に期待を裏切られることになった。スウェーデンでは、保育園などでもスヌーズレンが設置されていたのだが、体験者のデータはまったく取っていないという施設ばかりだったのである。その理由は、

「良いに決まっているから」

というものであった。感性で受け入れられるスウェーデンというお国柄が羨ましく感じられた。

このような体験がきっかけとなったのであろう。それまではスウェーデン、オランダの二か国しか見てこなかったが、もっと自分自身の目と耳と実感で多くの国のスヌーズレンを知りたいと思うようになってしまった。ここで紹介するのはその一部だが、とくに障がいの有無にかかわない子どもに関連する施設を紹介したい。

刺激を受けてのヨーロッパ視察

イギリスでは、子育て支援施設を中心に視察を行った。そのなかの一つが、首都ロンドン、ワンズワース区にある子育て支援センター「ワンオックロックセンター（one o'clock center）」である。イギリスの子育て支援施設では、スヌーズレンより広義に使われる「センサリールーム（sensory room）」と名付けられている場所が多い。

ワンズワース区内に何か所かある「ワンオックロックセンター」は、〇歳から五歳までの子どもとその母親が「センサリールーム」を利用できるようになっており、どこも大変な人気だそうだ。

私が訪問したときは、数組の乳児と母親が利用していた。途中、新たに一人の母親が中に入ろうとしてドアを開けた途端、ハイハイの赤ちゃんがものすごい勢いで部屋に飛び込んでいったのがとても印象的であった。刺激が整理されているこの空間では、赤ちゃんでも光や色の変化に気付きやすく、新たな発見がしやすいのであろう。中にいる母親たちも、みんなリラックスした様子で柔らかいマットの上に座り込み、笑顔があふれていた。

通常、児童館のような公の場には、歩き出す前の乳児と、元気いっぱいに走り回る幼児が同居している。私も一人の母親として分かるのだが、そのような状況だと乳児の母親はわが子が踏んづけられるのではないかとハラハラしてしまうのだが、このような空間であれば、母親たちも必要以上にソワソワすることなく、安心して子どもを見守ることができる。

二〇一四年にはスヌーズレンの国際的組織「世界スヌーズレン協会」の会議が行われたフィンランドを訪問した。

フィンランドでは、首都ヘルシンキにある「ムルランディア（Murulandia）」という施設を訪問している。子育て支援施設というよりは、アミューズメントパークのような場であり、オモチャを製作していたオーナーがよいと思ったオモチャを世界各国から集めて造った施設である。

施設内には、お絵描きや創作を行う「アートワークショップ（Art Workshop）」や、遊びながら生物・科学を学ぶ「ラボラトリー（Laboratory）」といったコーナーなどがあったが、その一室に「ライトルーム（light room）」と名付けられたスヌーズレンルームがあった。イギリスの施設と同じように、乳児が自発的に動ける環境と保護者がリラックスできる環境が同居しており、時には大人だけで活用することもあるということであった。

また、こちらにはアクティブに動くためのスヌーズレンルームもセッティングされており、インタラクティブな映像を使ったコーナーも用意されているほか、実にさまざまな遊びの環境がそろった施設であった。しかし、残念ながら、この施設は現在閉鎖中となっているので今は利用することができなくなっている。

まだまだ、数え切れないほどの施設が存在しているのであろう。自由な発想でスヌーズレンを活用しているヨーロッパの国に大変刺激を受けた。

日本ではワーキングマザーが増えているわけだが、働く母親を支援する制度や環境はまだまだ十分ではない。仕事が終わって家に帰ると、育児と家事が待っている。それがやっと終わればクタクタとなり、子どもと一緒に寝てしまい、すぐに朝が来る。子どもたちと一緒にゆっくり過ごしたくとも、そのような時間がなかなか取れないというのが現状である。

自然に、安全・安心・ゆっくりとした時が流れるという心地よい環境があることが一番望ましいわけだが、行き過ぎた資本主義が生み出してしまった現在の環境を変えるのには、かなり意図的に努力をしたとしても相当な時間がかかるだろう。スヌーズレンのコンセプトを借りて、子どもと母親がともにリラックスできる環境を意識的につくり出していくことが必要なのではないだろうか。

イスラエルのスヌーズレン

子育て支援の現場でスヌーズレンが活用されている実例とは別に探していたのが体験者のデータであった。スヌーズレンの研究データといえばドイツが有名なのだが、私が探しているようなデータはドイツにはないことが分かった。それに代わって新たに浮上してきた国が「イスラエル」であった。

二〇一一年と二〇一二年、私たち夫婦はオランダにあるスヌーズレンを普及する組織「ワールドワイドスヌーズレン（Worldwidesnoezelen）」の講義を受講した。その講義中、何度かイスラエル人であるミシェル・シャピロ（Michele Shapiro）氏の名前を耳にした。イスラエルにおけるスヌーズレンの普及には、このシャピロ氏が深くかかわっているという。障がいのある子どもに関する政策を変えるために、政府を動かしてきた勇猛果敢な女性の作業療法士である。

イスラエルでは、このシャピロ氏の功績により、テロでトラウマを抱える人たちも訪れる国立の施設や、歯科医院などにもスヌーズレが設置されているともいう。

ワールドワイドスヌーズレンのトレーナーに、「子ども」と「スヌーズレン」をキーワードとして活動しているのなら、一度彼女に会ったほうがよいと言われたので、私たち夫婦は二〇一四年八月にシャピロ氏を日本に招待した。ちなみに、個人講義のために招いたのであるが、せっかくなので、日にちを変えて講演会も開催している。

一目見て、とても深い母性と理知的な頭脳をもつ、素晴らしい女性であることが分かった。彼女の講義はとても実践的なものであった。実際のクライアントの様子をビデオで紹介してくれたほか、スヌーズレン機器の一つ一つの意味を丁寧に教えてもくれた。

歯科治療における研究：健常児と特別支援を必要とする子どもの、治療時に不安行動の平均時間（分）

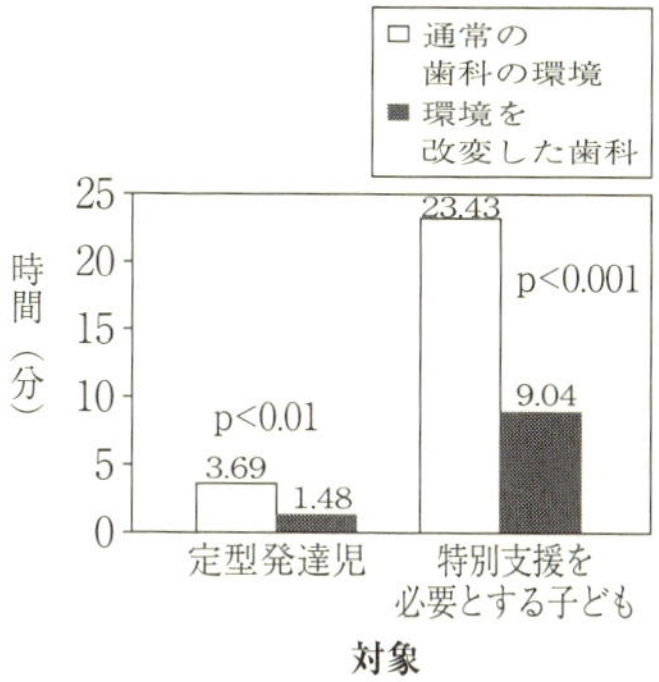

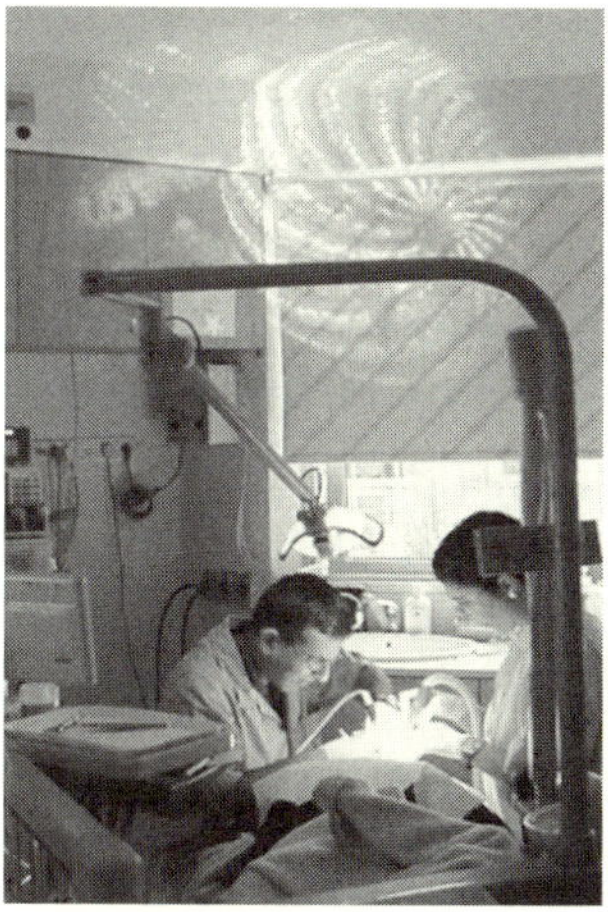

歯科医院のスヌーズレン

ビデオを見ると、スヌーズレンルームにおける若い療法士とシャピロ氏のかかわり方の違いがよく分かった。若い療法士は歩くことができないクライアントをスヌーズレンルームで立たせようと必死になっているのだが、シャピロ氏はただ一緒に楽しんでいるようであった。しかし、若い療法士のときには立とうともしなかったクライアントが、シャピロ氏との入室のときには喜んで自ら立ったのである。

感動的であった。イスラエルではスヌーズレンは医療行為になっているのだが、シャピロ氏は相手との仲を深めるのに有効なミラーリング効果をうまく使って、リハビリとしても自発性を尊重したスヌーズレンを確立させているということがよく分かる内容であった。

もう一つ驚いたことがある。それは、歯科医院でのスヌーズレンの活用であった。スヌーズレンの環境設定をしたうえで治療を行うと、特別支援を必要とする子どもは言うまでもなく、定型発達の子どもにも治療によるストレスが軽減する効果があるというデータが発表されたのだ。スヌーズレンがストレス下における人たちにも有効であることを知りたかった私にとって、これは大変貴重なデータであり、同時に今後の励みとなった。

4　社会福祉法人　協同の苑

（本部：〒658-0032　神戸市東灘区向洋町中３－１－２　TEL：078-857-5088）

「社会福祉法人協同の苑は社会運動家　賀川豊彦（一八八八～一九六〇）により創設された生活協同組合コープこうべが母体となり、阪神淡路大震災（一九九五年）の復興の中、同年八月に神戸市の未来都市六甲アイランドの地に開設しました。

『愛と協同』の思想を基本とし、ぬくもりのある社会の実現をめざし、高齢者・障がい者のみなさんとともに歩んできました。複雑化する関係のなかでお互いが思いやり、助け合い、協力し合って生きていくことが大切です。この理念を実現するため、最重要方針として専門職教育やマネジメントスクールを立ち上げ、現場力の向上に取り組んできました。

今後も、その人らしい、豊かな生活のお手伝いをめざして、さらなる努力をしてまいります。皆さまのご支援をお願いいたします」（ホームページより）

このように語っているのは、「協同の苑」の理事長である四鬼剛さんだ。現在、神戸市、伊丹市、明石市を中心として、高齢者や障がい者を対象に一〇か所の事業所を運営されている。私が訪れたのは、グランドに大きなクスノキが立つ「生活介護事業所さつき」である。

ここは、一九六九年に「伊丹市立さつき学園」として設立された、知的障がいのある人たちとともに歩んできた施設である。二〇〇五年四月、市からの移管を受けて「協同の苑」が運営を行うようになり、知的障がいのある人たちを主人公として、生活習慣や作業能力を身につけ、自立した生活ができるように支援を行っている。

外観をご覧になっても分かるように、立派な建物である。お聞きすると、二〇一三年に建て替えられたということであった。この中に、作業室をはじめとしてスヌーズレンがあるのだ。

ところで、「さつき」ではスヌーズレンルームのことを「ラポルーム」と呼んでいる。その理由について、施設建て替え時に配られたパンフレットには次のように書かれていた。

― ラポール（信頼し心が通じ合う状態）と

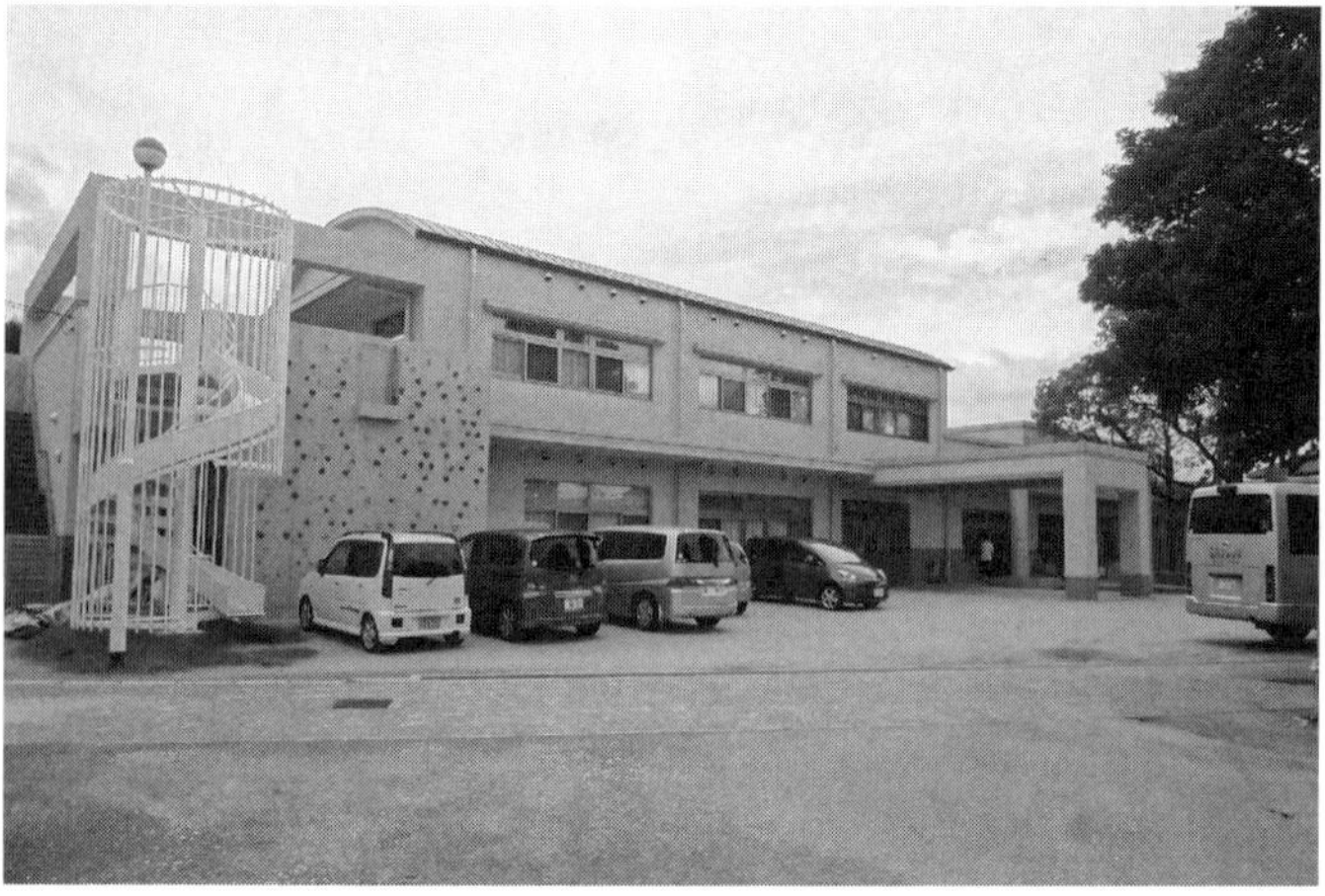

「生活介護事業所さつき」の外観
住所：〒664-0029　伊丹市中野北２－11－21　TEL：072-781-0340

ルームを合わせた造語で、今回の建て替えに際し、自分たちで考えました。一般的には「スヌーズレンルーム」と呼ばれる設備が置かれている部屋ですが、「スヌーズレン＝特別な設備がある部屋」ではなく、先ず、障がいのある人から学ぶ姿勢を持ち、その方の自発性・好み・ペースを大切にしながら体験を共有し、共に楽しめる関係そのものがスヌーズレンであることを忘れてはいけない、との思いから、あえて違う室名にしました。この部屋に限らず、施設全体をスヌーズレンマインドで満たしていきたいと思っています。

日本にスヌーズレンを紹介した一人として、このようにスヌーズレンを発展・成長させていただいている「さつき」のスタッフのみなさまには感謝を申し上げたい。この施設での取り組みこそ、日本版スヌーズレンの誕生を予測させてくれる。

お話をうかがったのは二〇一四年のことで、その相手は、二〇一五年三月一日まで「さつき」の所長を務めていらっしゃった玉木伸宜さんである。現在は、新所長の大田晋平さんが玉木さんの志を継いで「さつき」でのサービス管理をされている。

Q　スヌーズレンを知ったきっかけは何ですか？

A　記憶があやふやですが、二〇年ほど前にテレビで見たのが最初です。その後、具体的に理念

図3－1　さつき　施設案内図

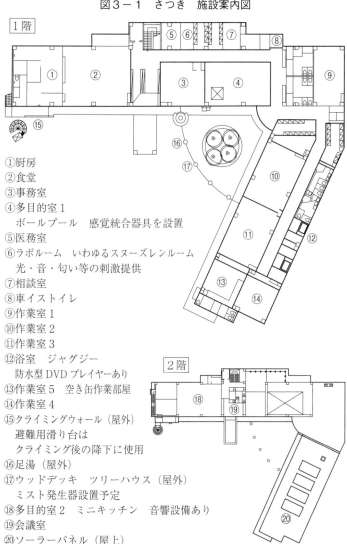

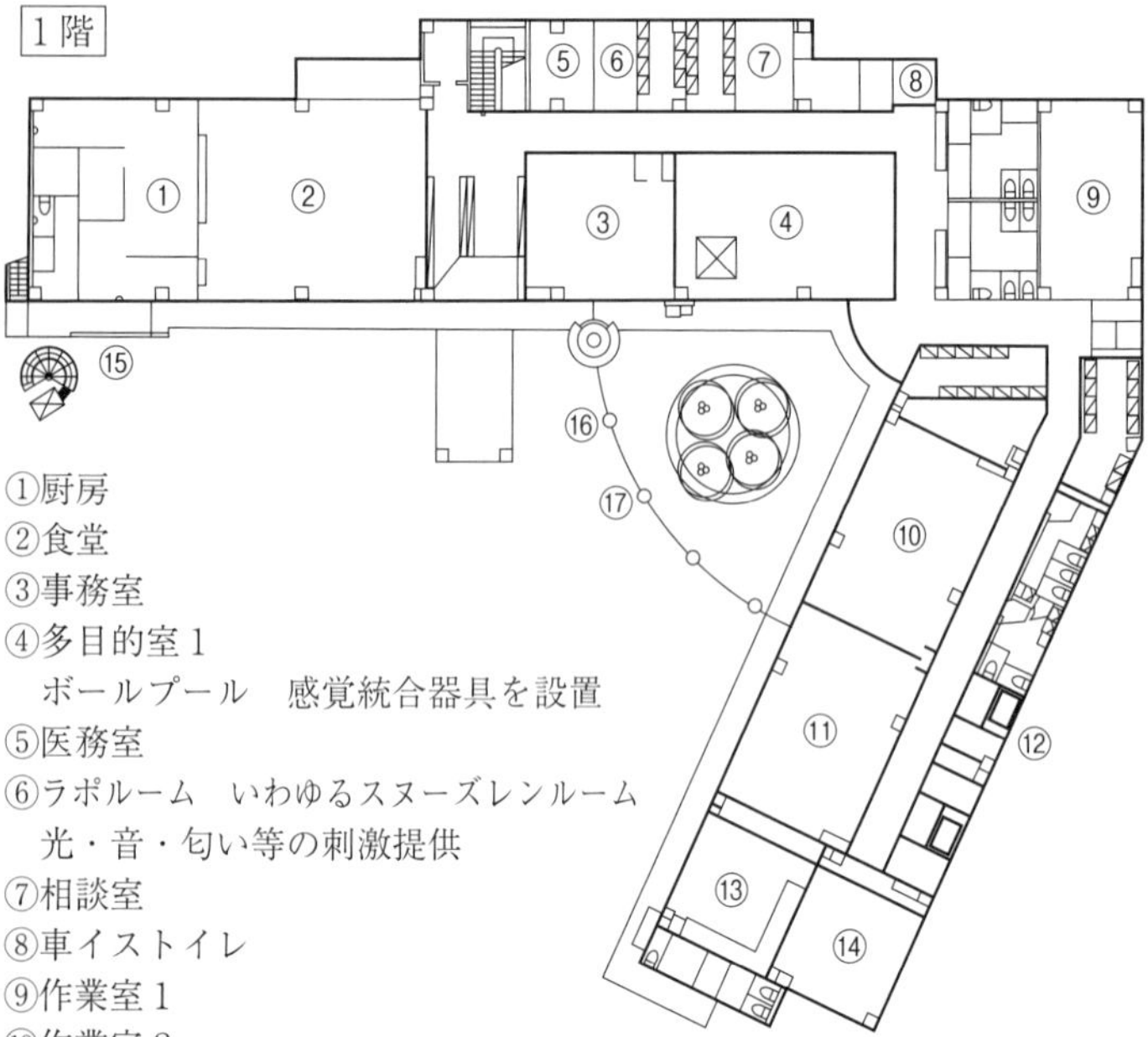

①厨房
②食堂
③事務室
④多目的室１
　ボールプール　感覚統合器具を設置
⑤医務室
⑥ラポルーム　いわゆるスヌーズレンルーム
　光・音・匂い等の刺激提供
⑦相談室
⑧車イストイレ
⑨作業室１
⑩作業室２
⑪作業室３
⑫浴室　ジャグジー
　防水型DVDプレイヤーあり
⑬作業室５　空き缶作業部屋
⑭作業室４
⑮クライミングウォール（屋外）
　避難用滑り台は
　クライミング後の降下に使用
⑯足湯（屋外）
⑰ウッドデッキ　ツリーハウス（屋外）
　ミスト発生器設置予定
⑱多目的室２　ミニキッチン　音響設備あり
⑲会議室
⑳ソーラーパネル（屋上）

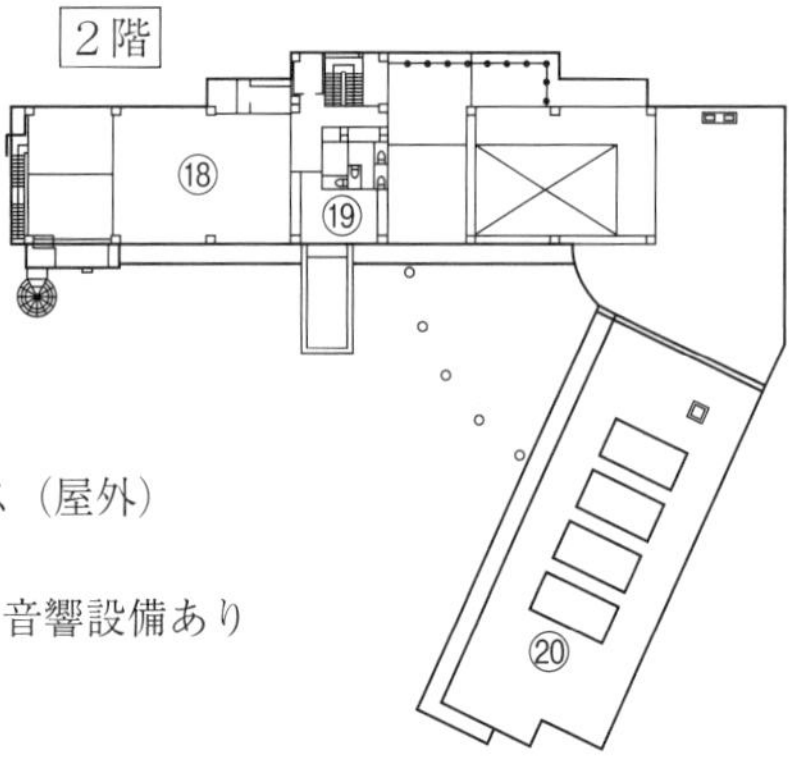

出典：「生活介護事業所さつき」のパンフレット。

などに触れたのは、六～七年ほど前に日本スヌーズレン協会(3)が主催していたセミナーを受けたときです。

Q　初めて利用した、また見たときの印象はどのようなものでしたか？

A　テレビで見たときの記憶で言いますと、見た目のインパクトが強かったですね。数年後に表面的な真似事をしてみましたが、一回かぎりになりました。実践に結び付けようとしなかったのは、スヌーズレンの理念を知らずに行ったために、利用者さんにとって好ましいものであるという実感がもてなかったからです。

（3）事務局の住所：〒672-8089　兵庫県姫路市飾磨区英賀宮台51　info@snoezelen.jp

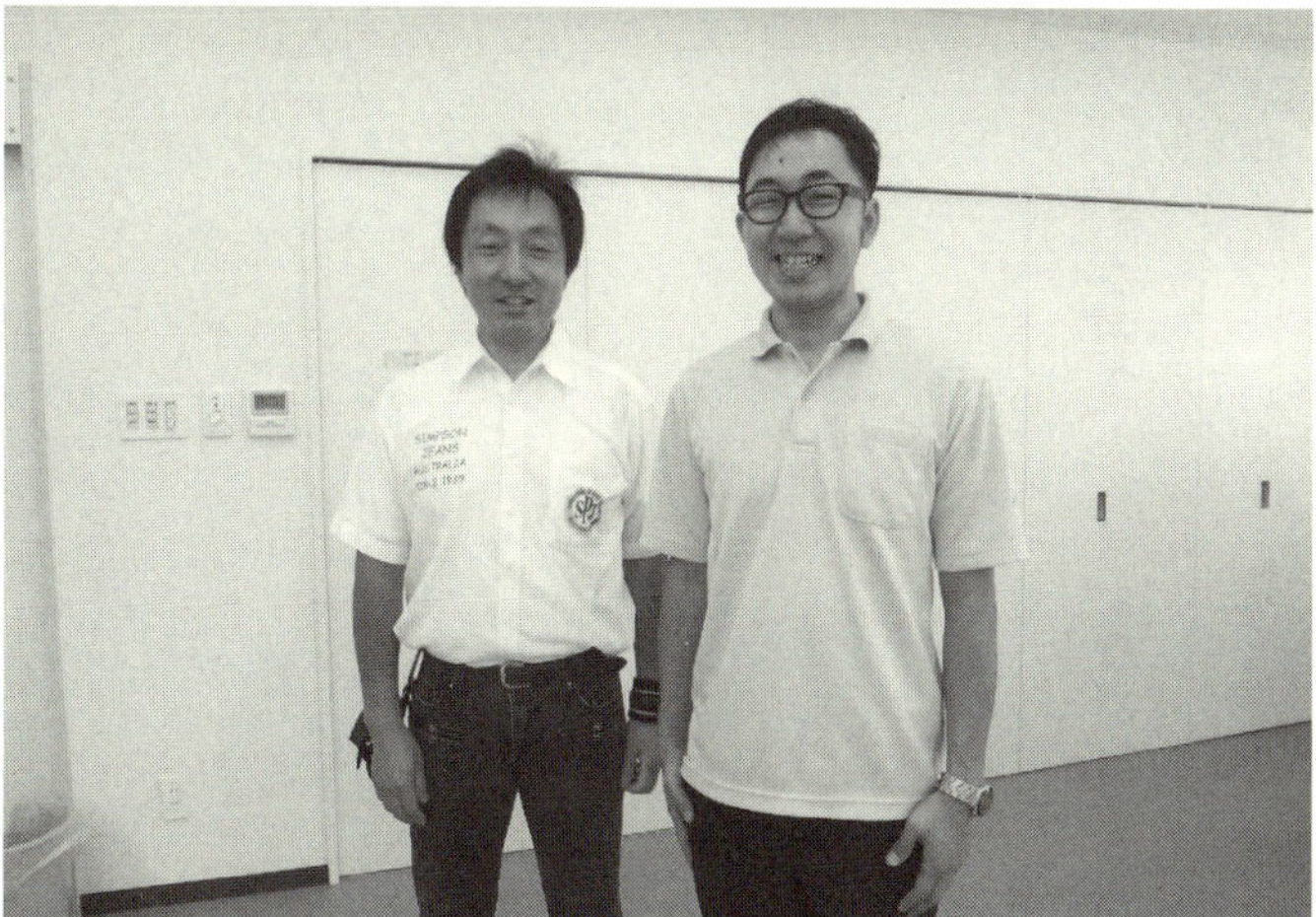

玉木さんと太田さん

先ほど述べたセミナーを受けたころは、利用者さんの感覚特性について興味をもちはじめた時期でしたので、ある程度の理解ができ、きっと有効な人もいるのだろうなーという印象でした。

Q　どのように活用したいと思いましたか？

A　当施設の利用者さんは知的障がいの方で、どちらかというと障がいが重いとされている方です。最初は、感覚刺激によって笑顔になったり、落ち着いてもらえればという気持ちでした。

Q　実際に設置するときに問題点はありましたか？

A　最初は大がかりな器具を設置する場所も、購入する費用もないと思っていましたが、施設の建て替えを行うことになって導入可能となりました。導入に際しては、法人内での反対がなく任せてもらえたこと、そして日本スヌーズレン協会の理事である太田篤志さん（姫路獨協大学教授）やコス・インターナショナルの小菅秀泰さん（一五四ページから参照）からのアドバイスもあってスムーズに進み、大きな問題はありませんでした。

その一方で、建て替えが完了した時点ではスヌーズレンについての知識が職員にほとんどない状態でしたので不安がありました。ちょうどその時期にアド・フェルフールさん（五ページ参照）とお話しをする機会があり、アドバイスをお願いしたところ「利用者さんに教えることは重要じゃない。一歩下がって、しっかりと観察すること。そこから見えてくるものがある。

利用者さんから教わる姿勢を第一に、と職員に話しなさい」というお言葉をいただき、目が覚める思いをしたと同時に、不安が払しょくされました。いただいたお言葉は、現在も施設の基本姿勢となっています。

Q　設置後の問題点やよかったと思う点はどういうところですか？

A　今のところ問題点はありません。よかったと思う点は、利用者さんの表情がよくなったことです。事実、見学される方から「利用者さんの表情がいいですね」とよく言われます。

その背景には、職員の変化があると思います。具体的に言えば、利用者さんの感覚特性に意識が向けられるようになったこと、一緒に楽しむことができやすくなったこと、利用者さんを「支援の対象者」ではなく「主体者」と見ることができるようになってきつつあること、などです。このような職員の変化が、利用者さんに及ぼした影響は大きいと思います。

Q　スヌーズレンに関して、今後の活動予定はどのようになっていますか？

A　現在は「さつき」の所長をしていますが、二〇一六年の四月に新しく運営を開始する施設があることから、今春より準備室への配属となり、開設時にはその施設の所長となる予定です。そこでは、現在の「さつき」ほどの設備を設けることはできませんが、この準備期間にオランダ・デンマーク・イギリスを訪れ、施設見学をするとともにアド・フェルフールさんやモーリッツさん（一五七ページ参照）などからお話をお聞きすることで、自分なりのスヌーズレンへ

Column 3　職員の声

利用者さんのなかにはプレイルームを大好きな方がおられ、朝から何度も「プレイルーム！」と職員に確認してこられます。利用時間になると、居室から飛び出していこうとされ、職員が慌てて声をかけることもたびたびです。プレイルームに入ると、広い室内を自由に走り回られ、ブランコやトランポリンに飛び乗ったりと、生き生きと楽しまれています。

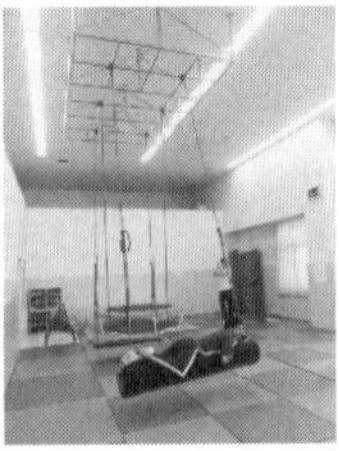

ブランコ

別の方では、ご自分が遊園地に行った際に「これ乗る！」「次はこれ！」とおっしゃるときと同じように、「トランポリン！」「ブランコ！」「お馬（乗馬）！」と次々に遊びたいものを教えてくださり、ご機嫌に楽しまれています。みなさん、終わると満足そうな表情で居室に戻っていかれています。

ラポルームでは、入る前まで顔をしかめてしんどそうにされていた方が、過ごしていくうちにスーッと心穏やかになっていかれる姿を見ます。落ち着いて居室に戻っていかれます。また居室では、手持ち無沙汰な時間が多く、静かに椅子に座って過ごされる方が、ラポルームに入るとキラキラした目でウォーターベッドに横になったり、正座してみたり、体の向きを変えたりと、笑い声を上げながらウキウキと過ごされているのを見ると、お好きな感覚なのだなと実感します。その方は居室に戻るとまた静か～になられることも多く、こちらが提供していける「ご本人が楽しめるもの」が、ラポルームを通して分かったように思っています。

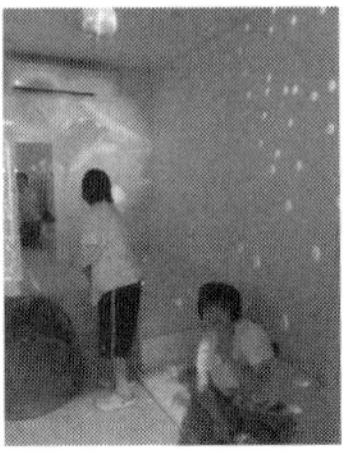

ラポルーム

（生活支援員　青山輝美）

の理解を深めてくるつもりです。

　新しい施設では、是非それを活かした運営をしていきたいと考えています。また、日本スヌーズレン協会にも所属し、役員をしていることから、自施設・法人のみではなく外部との交流やともに学ぶ機会を大切にしていきたいと思っています。

Q　スヌーズレンについて、全体的な感想や意見がありましたらお願いします。

A　私にとってスヌーズレンは、初心に帰ることができる場です。学生時代や働きはじめたころは、「どうやったら喜んでもらえるか、もっと笑ってもらえるか」とか「どうすれば一緒に楽しめるか」といったことばかりを考えていました。経験を重ねるなかで、ほかの業務などに追われることが増えていますが、

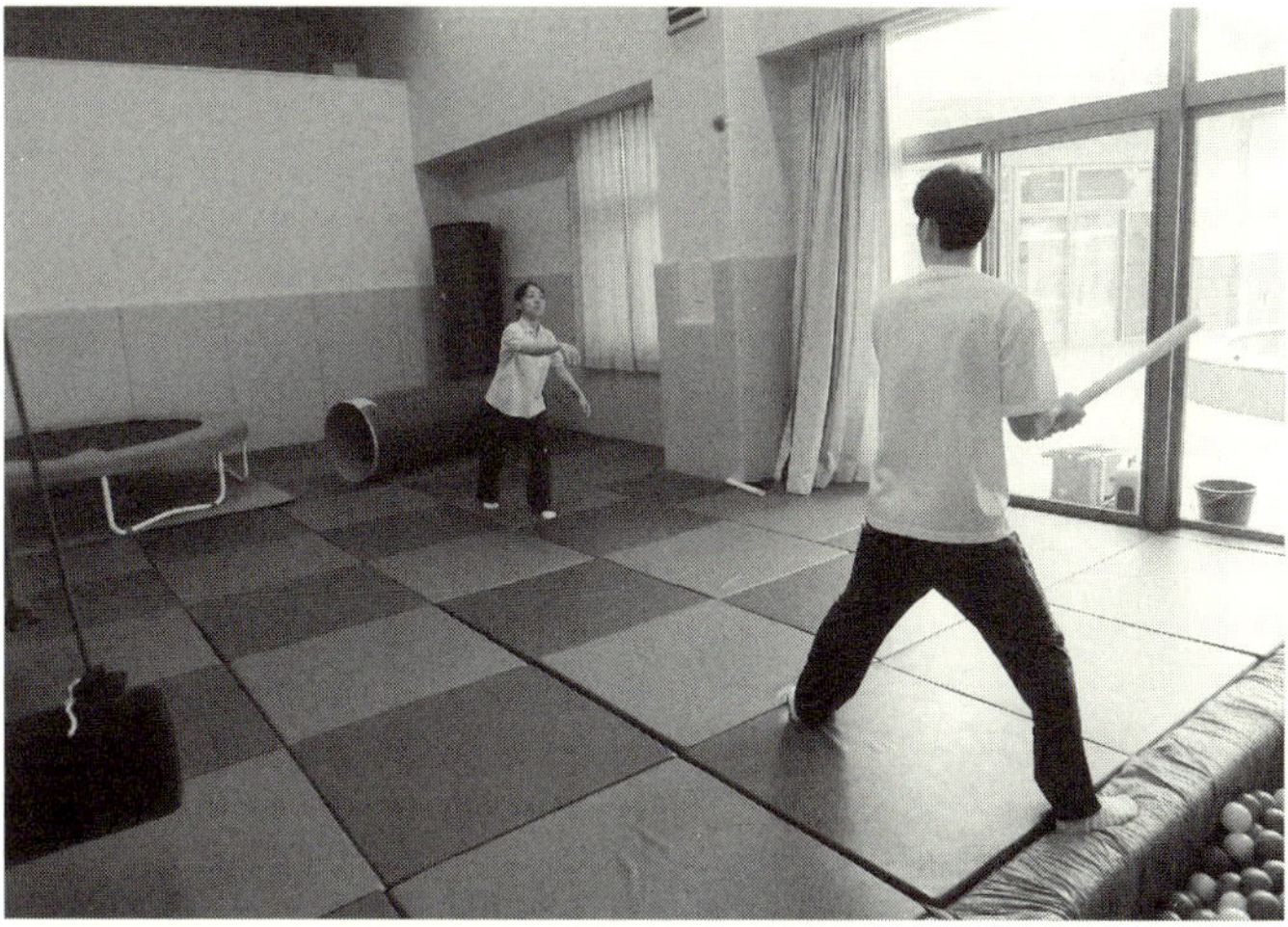

利用者と楽しむアクティビティ

そのような状況でもスヌーズレンの理念と実践は自らを基本に立ち返らせてくれます。また、理念を学んで実践を重ねるなかで、必ずしも特別な環境が必要ではないことも実感しました（当然、環境が整っているほうが好ましいのですが……）。

その一方で、私がそうであったように、費用や場所の問題で導入を諦め、実践に踏み切れないところも多いと思われます。その結果、かつての当施設がそうであったように、理念の浸透もなかなか進まないように感じています。今後は、このような機能を施設内にとどめるのではなく、地域の方にも体験いただくような機会も設け、それによって人の多様性・共通性・可能性を実感していただけるとうれしいなーと思っています。

私の感想

「さつき」に設置されたプレイルーム（アクティビティルーム）を写真で紹介しておこう。感覚刺激を楽しまれる利用者さんが多いので、それぞれの方が好まれそうな刺激（光・音・匂い・振動など）が提供されている。それに、スタッフとともに各種の活動を楽しんでいる様子を見ると、スタッフがパートナーとして利用者の感覚に寄り添い、共感する姿勢を大切にしていることが分かる。まさに、スヌーズレンマインド（理念）で満たされている施設だと言える。

「協同の苑」を訪れるたびに感じることは、スタッフも利用者さんも互いにスヌーズレンを楽しんでいることである。そこには、厳しいルーティンワークに追われている障がい者支援施設に見られるストレスや利用者への強制といったものがなく、ゆとりがあって笑顔があふれていた。

通用所ということで午後四時ごろには利用者が帰宅し、スタッフもひと息つけられることからこの余裕が生まれているのかもしれないが、決してそれだけではないだろう。スタッフと利用者の対等な立場から生じる価値観の共有が、このような明るい施設をつくっているのかもしれない。

それにしても、スヌーズレンルームで楽しんでいる利用者の笑顔は何物にも代え難いものだった。もっともっと、このような形態の施設が日本中に広がってほしいと願っている。

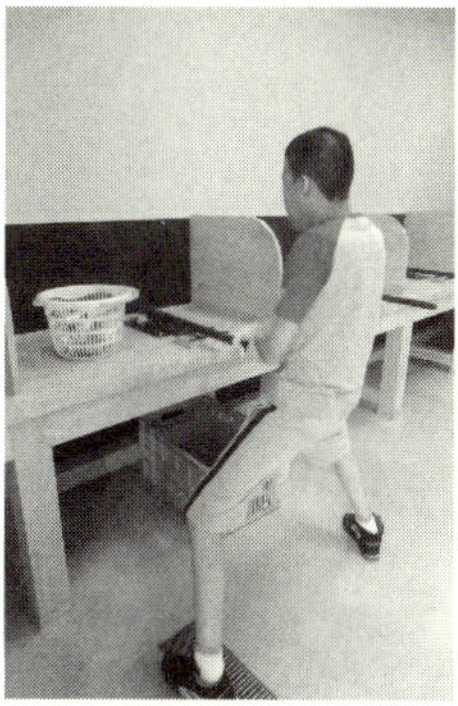

作業中の利用者

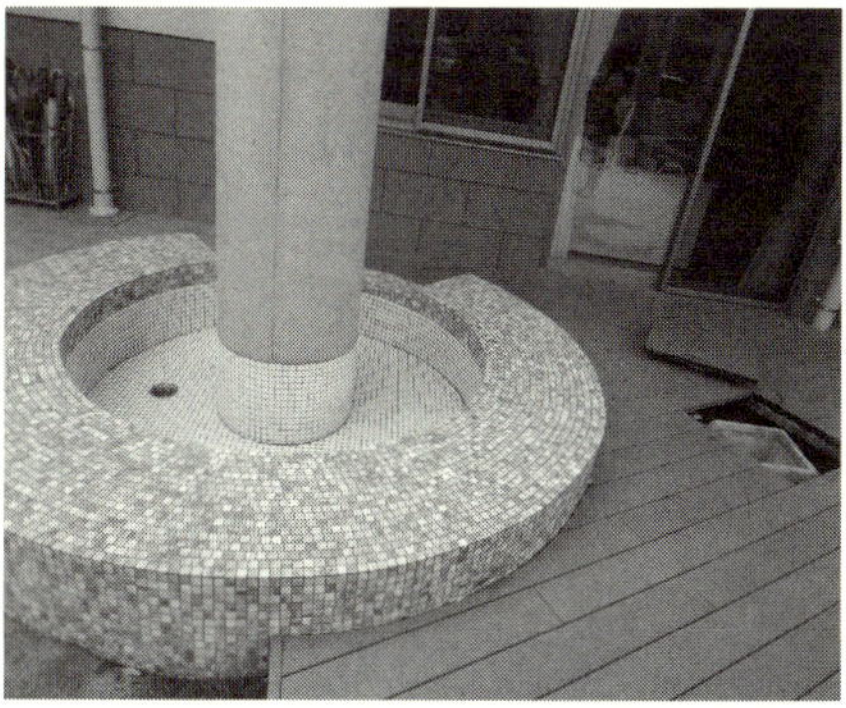

思わず入りたくなる足湯

5　コマームチャイルドケア・くすのき台

（〒359-0037　埼玉県所沢市くすのき台３－15－８　１F　Tel：04-2941-5665）

西武新宿線と西武池袋線が交差する所沢駅、三〇年ほど前に西口が再開発され、駅前には西武百貨店ができ、元々あった商店街とともに活況を呈している。とくに週末は、買い物客などで賑わっている。

一方、東口は、駅からすぐに住宅街が広がっているといった環境で、かつては清閑な感じがしていたが、一〇年ほど前に西武鉄道の本社ビルが駅前にできてから流動人口が多くなり、活況を呈しはじめている。その東口から歩いて一〇分ほどの所に、「コマームチャイルド・くすのき台放課後等デイサービス」がある。

この施設の経営は川口市に本社を置く「株式会社コマーム」(4)で、ベビーシッター、病後児ベビーシッター、家事サービスなどの居宅における子育て支援をはじめとして、一時保育や介護サービスなどの提供を通して地域福祉に貢献している企業である。

「ご家庭のよりよい幸せのために……こころ　ま〜るく　むすぶ　コマームは、お子さんの最善の利益を基本に据え、家庭や地域へ『和を結ぶ』文化を創造していきたいと考えています」（ホームページより）

こう述べるのは、代表取締役の小松君恵さんである。「育ちと学びの物語」を輝かせる活動をモットーとしている。

さて、ここで紹介する「コマームチャイルドケア・くすのき台」では、主に小学生を対象にして、アクティビティとリラックスタイムを効果的に組み合わせた形で成長発達をサポートしている。スヌーズレンは、言うまでもなく後者において活用されている。その様子を、児童発達支援員・保育士である井上悦子さんにうかがった。

Q　スヌーズレンを知ったきっかけは何ですか？

（4）　住所：〒332-0017　埼玉県川口市栄町1－4－16
TEL：048-256-1666

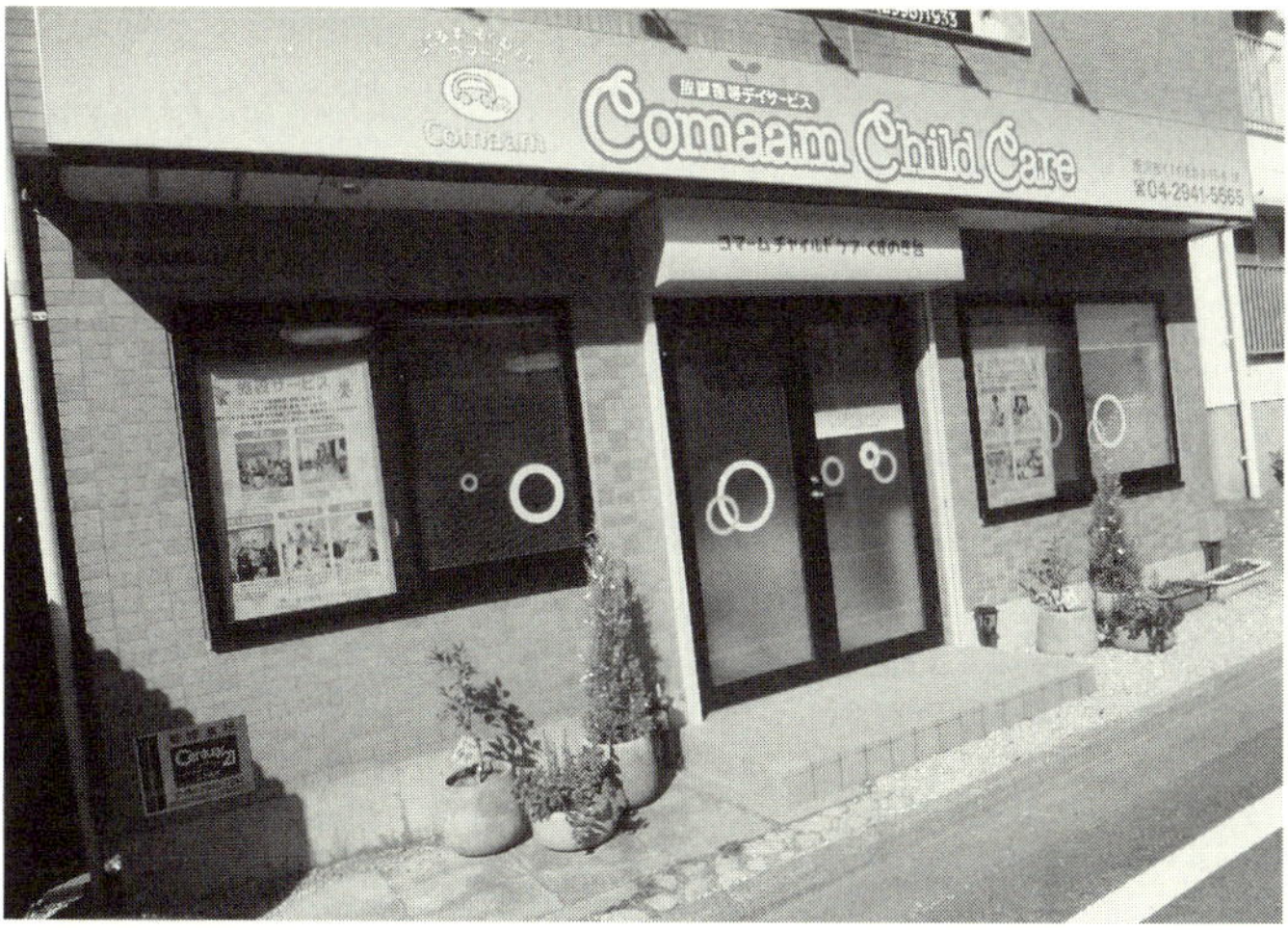

コマームチャイルドケア・くすのき台の外観

A　五年ほど前、世田谷で開催された子育て支援関連セミナーに参加した際に、初めて河本さんからスウェーデンにおけるスヌーズレンの事例報告を聴きました。

Q　初めて見た、または利用したときの印象はどのようなものでしたか？

A　初めて利用したのは二〇一三年一一月八〜一〇日で、スヌーズレン学会が主催した「モジュールI及び入門講座」においてです。そのときの会場は「身体障害者療護施設の聖マッテヤ心豊苑」(5)でした。私を含む体験者は、自分で選び、自分で決定して座ったり、寄りかかったり、寝転んだり、室内を歩き回ったりしました。大きな岩のようなクッションに寄りかかって座ると、背中に音楽のリズムが響き、抱きつくと顔や胸にそのリズムが伝わってきました。

　壁や天井の光は、秋の空に浮かんでいる雲のようで、ミラーボールの光はゆっくりと形を変化させながら動いていました。不思議な世界にすっかり浸ってしまい、終了の合図があってもそのままの状態で、もう少しこのまま過ごしていたいと感じました。光・音楽・香り・触るなど、五感への刺激を自然に体験することができました。

Q　現在、どのように活用していますか？

A　自社が行っている放課後デイサービスのなかで、障がい児に向けての「安らぎの提供」と「五感への刺激」を促す空間として「スヌーズレンルーム」を活用しています。光・音・匂い・振動・温度・触覚の素材などを刺激するオモチャ、発色機材などを開発してトータルリラグゼーションの部屋を演出し、就学している障がい児の五感を刺激するとともに、最終的には障がい児の自立促進を目的として活用しています。対象となっているのは、小学生（一～六年生）と、軽度の障がい児である特別支援学校、通級学級に通っているお子さんたちです。

　眠っている部分に適度な刺激を与えて補うことで、感覚器官が受けた刺激が神経系の働きで大脳へと伝達して、成長発達の促進に役立つとも言われています。コマームでは、子どもがもっているすべての基本感覚を適度に刺激したり、リラックスさせて感覚の成長を促進させる環境設定をし、一人ひとりにあう適切な刺激を感覚カフェテェリアのようにコーディネートしています。そしてそこに、一番楽しく子どもたちの成長発達を促すことができるようなコマーム独自の保育方法をプラスして養育しています。

　スヌーズレンで一定時間を過ごし、リラックスすれば自然に感覚を自覚できるようになり、子ども自らがモノに触れ、調べ、音を聴き、自らに必要な時間を過ごせるようになっていきます。子どもたちは一つ一つを楽しみ、感知しながら体感しつつ学習し、自分のペースで自分にあった刺激を自発的に選択して受け入れるといったように、自然な形で感覚を磨いていくことを目標にしています。

（5）住所：〒514-0076　三重県津市産品字中之谷732－1　TEL：059-237-5000

Q　実際に設置したときに何か問題となるようなことはありましたか？

A　音響器具、映像機器など、初期投資となる設備費が高額になってしまいました。また、お子さんが入室される前に部屋などの準備も必要になるので、小物選びにとても悩んでしまいました。もちろん、効果的な器具の配置についても悩みました。

Q　設置してみたあとの問題点やよかったと思う点は何ですか？

A　スヌーズレンを使用する日を子どもたちがとても楽しみにしてくれているので、設立して本当によかったと思っています。担当スタッフも、計画表と感覚内容を考えて実施できるようになってきています。独立している部屋になっているので、パニックのときにも利用して、心の平静を取り戻すようにしています。自分の思いが伝えきれずにオモチャを投げていた子どもも、音楽を聴きながらクッションに寝たり、抱きついたり、毛布に包まったりして心の平静を取り戻しています。また、バブルユニットや鏡、ルーム内のバラエティーに富んだ照明の違いも有効なものとなっています。

問題点や今後の課題ですが、ラジカセを使用して音楽を流しているので、音が床の上のみとなり、難聴の子どもが聞きづらいと訴えています。今後は、スピーカーの設置を検討しています。また、とても人気があるのがバブルユニットなのですが、活動力が豊富な子どもの動きに冷や冷やするときもあります。バブルユニットへのアタックが強いので、水量を減らす工夫が必要になります。

今後は、定員（一〇名）いっぱいになったときの運用方法を検討しなくてはいけないと考えています。さらにスタッフの研修を充実させ、保育者が代わっても、一定レベルの質を保つための努力を重ねていきたいと考えています。

Q　現在の活動を具体的に教えてください。

A　今ある機器や小物の玩具、そして手づくり玩具を活用しています。毎週木曜日は「感覚遊びケア」となっていて、スヌーズレン・メソードの研修を受けている専門スタッフが中心になって、子どもたちの状況にあわせたケアを実施しています。とても好評なので、今後は「感覚遊びケア」の曜日を増やす方向で検討しています。

ほかの曜日でも、子どもたちの集中時間を考えながら、毎日短時間でも活用できるように工夫しています。子どもたちの主体性・自主性を育むようなアプローチを常に試行錯誤しています。掲載させていただいた表は、ある日の活動事例ですが、それ以外にも以下のような活動を行っています。

手づくり小物の活用――お話絵カード・わらべうた（しりとりカード）・草花の写真・ジャンケンカード・軍手・触れ合う物（自然の物・具・木の実・小石など）。

ブラックライト――ＣＤ（リラクゼーション・ダンス・童謡など）の活用。

表３－１　コマームにおけるある日の活動事例

スタッフの動き	子どもの様子
（入室前）冬のくまさんはどこにいますのかしら？何をしているかな	輪になって座ります。
「くまさんのおでかけ」詩を読み聞かせ ①１回目、詩と合わせて ②２回目動きを見せます	スタッフの動きを見て何？それって何？動きを見つめていました
くまさんきっと眠っていると思います。静かにくまさんになって入りましょう。	小１のKou君が立って、スタッフの真似をはじめると他１児もペアのスタッフと共に動いて列になりながらスヌーズレンルームに入室へと歩きます。
入室　輪になって座れる様に動きます友だちの顔が見える様に少し明るい照明にします	輪になって座ります。
くまさんのおでかけ（詩）を読みつつ、軍手を中央に並べます。手袋をどうぞと進めます。	軍手を何？何？そして手が伸びます。軍手をはめます。Kou君手が大きいので、少し手間取ります。他児はさっとつけてひらひら手を動かしています。
ブラックライト点灯 天井照明は消灯	無言でヒラヒラ手を動かしながら室内を見渡します。スタッフや友だちを見つめて「あっ、あっ…」指さしをして歓声があがります。兄弟So君とNa君　So君はやさしい言葉で「ほら、ここ見てみろう、光っている」「Soだってここ」お互いに笑顔でした。スタッフの服、顔、軍手、天井、壁とバブルユニット、鏡にうつるバブルユニット。１つ１つ発見して歓声をあげています。
リズムに乗って遊ぶ （CD：MEXI.CO SADA）	笑い声でNa君CDが聞こえないと訴えつつ、ラジカセの近くへ、そしてSo君Na君Kou君が、体を思うまま動かしています。
リラックスゼーション （CD：アルファ波分析によるストレス解消の音楽）	軍手を輪の中央へ置いてもらいました。スタッフに甘えたり、バブルユニットの所で寝ころがったり、思いおもいの所で呼吸を整えます。
終わりのサイン（マラカス） 天井の照明を点灯	退室をします。ゆったりと退室していました。退室後、３人で（男の子）おままごと、お店屋さんごっこへと遊びが始まりました。

影絵あそび――両手で動物の形をつくってライトで照らす。人を背後からライトで照らし、映る像の大きさを変えて楽しむ。切紙を映してライトを動かして、踊らせる。透明なビニールにカラーペンで絵を描いて映す。色のあるプリンカップを映して楽しむ。

とくに、影絵は自分自身で製作したものなので、色がそのまま映ることが新鮮で、楽しい時間を過ごすことができました。いずれにしろ、子どもたちはスヌーズレンを利用して仲良く遊んでいます。さらに、コマームが開発中のスヌーズレンハウス（仮称）でも、みんなで力をあわせて組み立てたり、片づけたりという活動を楽しく行っています。

Q　スタッフとしての心構えは何ですか？

A　子どもたちは、週一回体験したことを通常の保育時間に再現して、自発的に遊び込めるようになってきています。スタッフも同じ時間と空間を一緒に過ごしているので、子どもたちの仲間入りをさせてもらって楽しんでいます。

スタッフは常に、子どもの状況を把握しながら、子ども主体の内容をどのように組み立てたらよいのかと考える必要があります。これからも、一人ひとりの性格を考えて、無理のない形で進めていきたいと思っています。

Q　今後の活動について、何か意見や希望などありましたらお話しください。

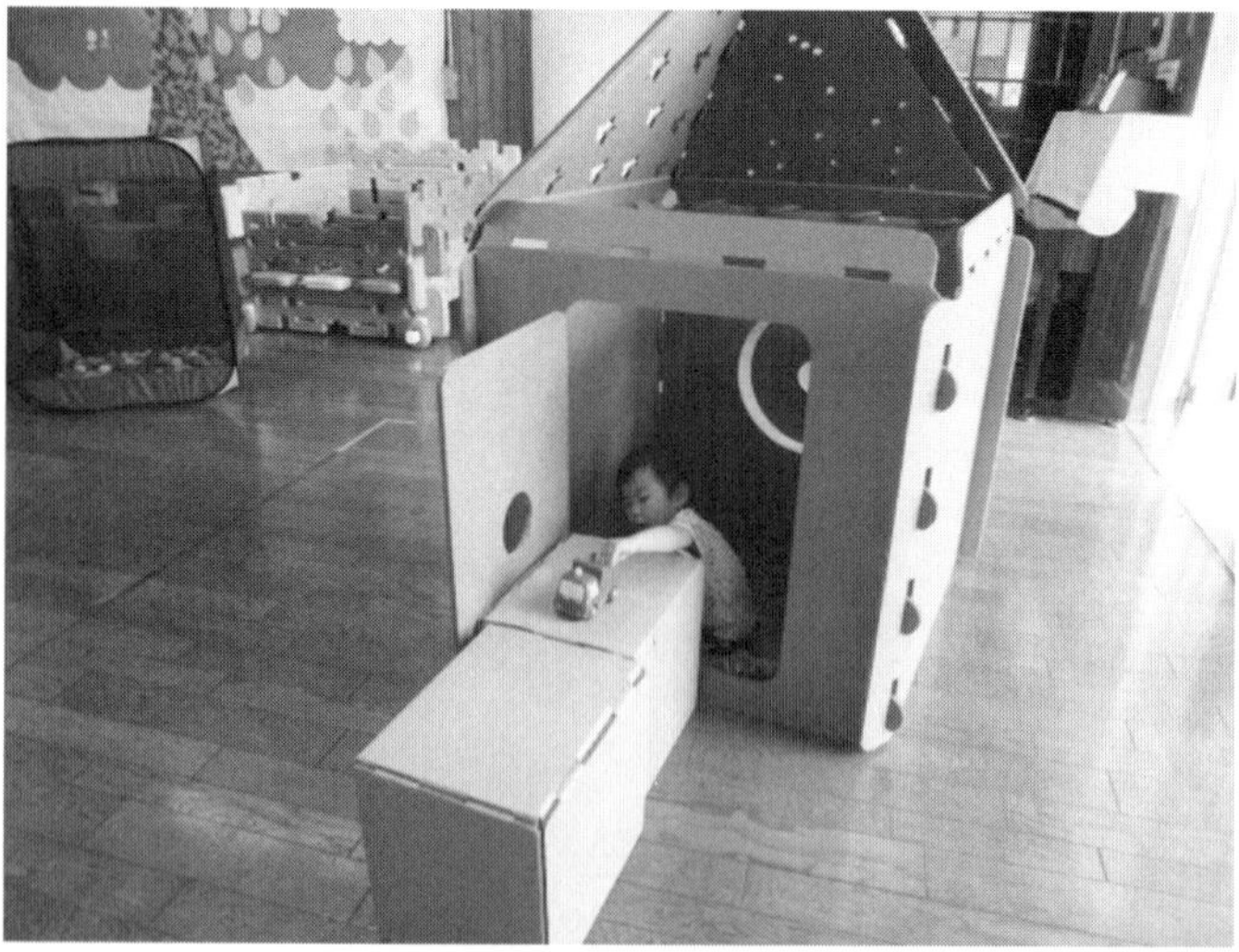

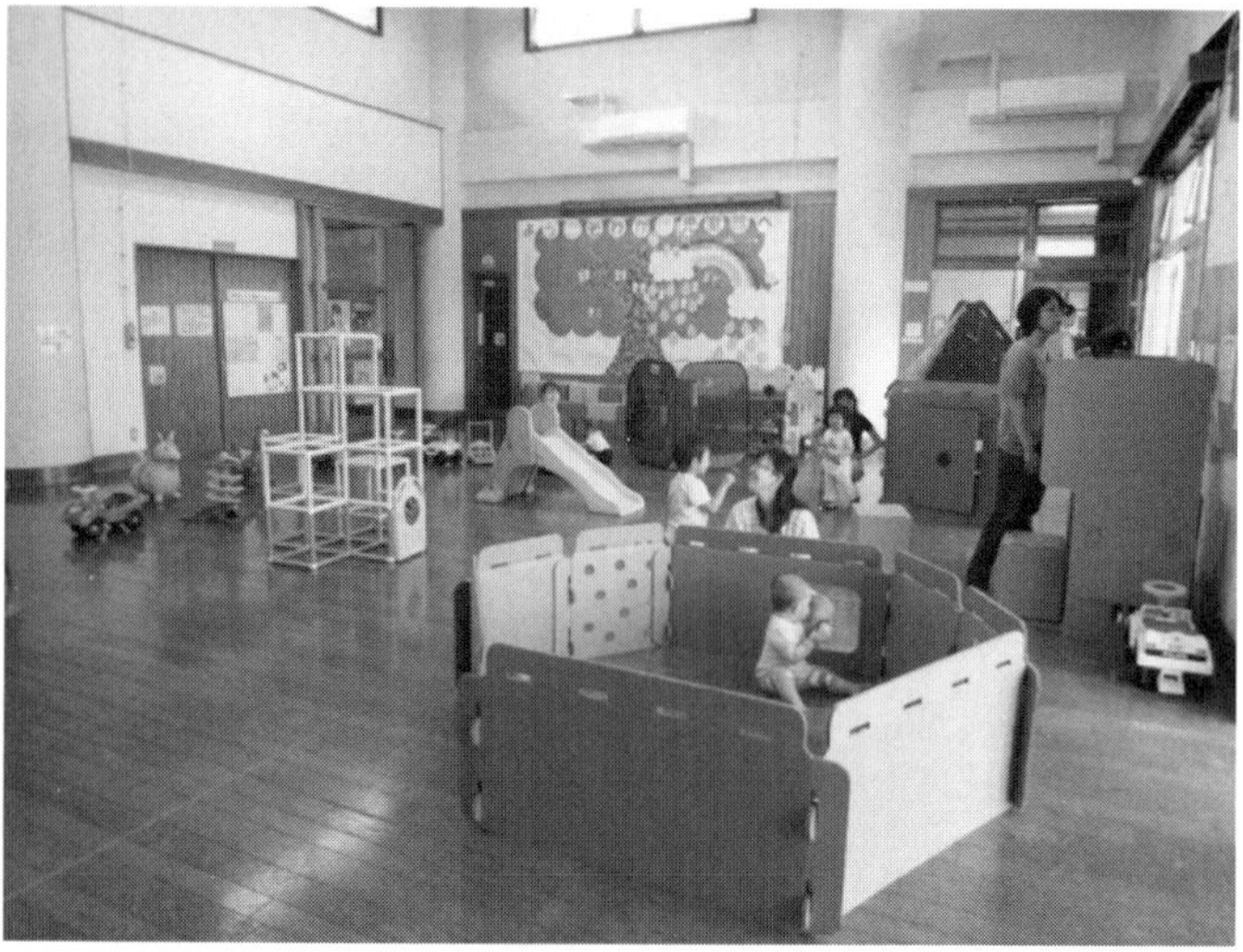

段ボールでつくるスヌーズレンハウス（上も同）

Ａ　今後は、月の狙い・週案・月案へと展開して、学習・助言を深めていきたいですね。また、利用者一人ひとりの性格を把握できるように、日々保育にかかわっているスタッフとの連携を強めていきたいと考えています。いずれにしろ、子どもたちの信頼と絆を深め、スタッフ同士でもしっかりと話し合い、保育が展開できるようにしていきたいです。

スヌーズレンルームで行った遊びが後日展開されていることもうれしく、その事象を子どもたちから保育者への応援と受け止め、これからも頑張っていこうと思っています。

私の感想

人口の多い所沢市という立地にあることで、利用者にとっても便利な施設である。コストが安くて組み立てやすい段ボールでつくるスヌーズレンハウスや、勉強机などの開発には私も協力をさせていただいている。また、ここで働いている井上さんは、特別にスヌーズレン・メソードの講習を受けている人でもある。それだけに、スヌーズレンを指導の場として活用されており、個々の指導目標もしっかりと立てている。

スヌーズレンの活用方法は、その目的によって変化・変動してもよいと思っている。私としては、スヌーズレンが自由に利用できるようになり、スヌーズレンのことがさらに多くの人々に知られ、ここで行われている取り組みなどとともに発展していくことを願っている。

6　特定非営利活動法人　山口ウッドムーンネットワーク

（住所：〒753-0822　山口県山口市周布町２－８
TEL & FAX：083-923-7880　e-mail:woodmoon@ezweb.ne.jp）

山陽新幹線・山陽本線の「新山口駅」で島根県益田市まで延びている山口線に乗り換えて、二〇分ほどで「湯田温泉駅」に到着する。駅名のとおり、駅から一〇分も歩くと温泉街が広がっており、繁華街を形成するとともに観光の拠点ともなっている。というのも、特急であれば一時間ほど行くと、「山陰の小京都」と呼ばれる津和野があるからだ。

また、山口線と言えば、週末に運行されている「ＳＬやまぐち号」が人気の的となっている。鉄道ファンならずとも、一度は乗ってみたい路線である。ＳＬに乗って津和野まで、なんともおつな旅という感じがする。

さて、ここで紹介する「山口ウッドムーンネットワーク」（六三ページ参照）は、目の前が温泉街という立地にある。「医療と福祉と教育と地域の連携のもとに」、二〇〇一年に設立された。ここの活動をいただいたパンフレットを参考にして紹介すると以下のようになる。

「障害の有無にかかわらず、共に向上していける関係づくり」

・障がい児・者の福祉サービス事業

- 障がい児・者の家庭支援に関する事業
- 障がい児・者に携わるボランティアの育成に関する事業
- 啓発、広報事業
- 共生のできるまちづくり事業
- 男女共同参画を図る事業

障がい児を対象にした事業のなかには、「放課後等デイサービス事業（わいわいくらぶ）」や「生活介護事業（むーんくらぶ）」「相談支援事業」「療育支援事業」などがあり、その活動も多岐にわたっている。ここのスタッフに出会ったのは、次に紹介する人のおかげである。

現在、山口県立大学で福祉学を教えている加登田恵子教授（社会福祉学部）がスウェーデンのルンド大学で研究されていたとき、私が勤め

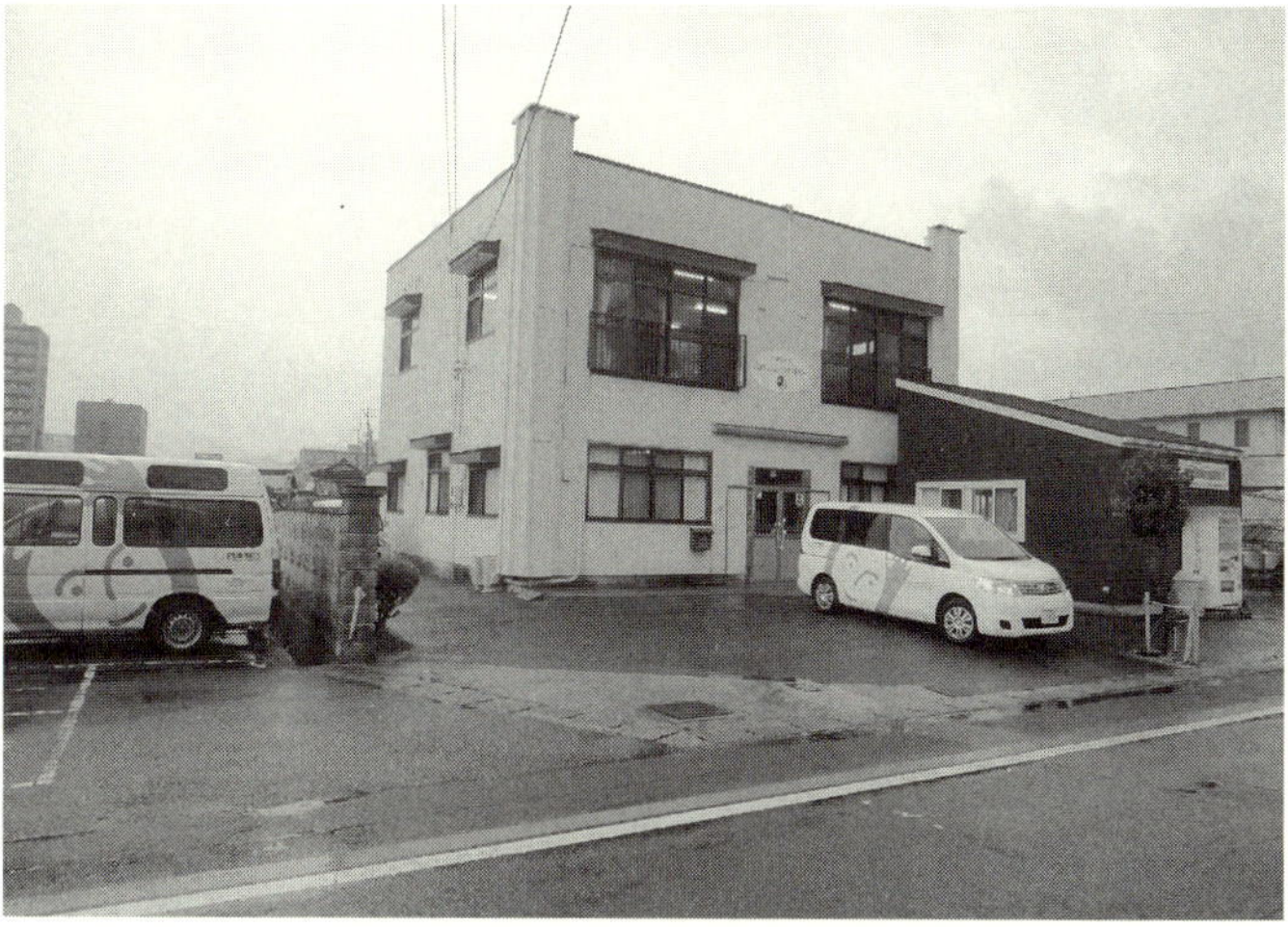

山口ウッドムーンネットワークの外観

ていたハビリテーリングセンターに来られてスヌーズレンの実践を視察されたのだが、その際、意気投合したこともあって、日本に帰国したとき私は山口県立大学で講演をすることになった。そのとき、聴きに来られていた「山口ウッドムーンネットワーク」の事務局長である堅田雅子さんを紹介された。

これがご縁となって山口をたびたび訪れるようになり、さまざまなお話しをさせていただいた。山口県においてもスヌーズレンの紹介ができることになり、現在も交流を続けている。

本書を著すことになった、と加登田教授に伝えたところ、以下のようなメッセージをいただいたので紹介したい。山口県におけるスヌーズレン活動の端緒は、これで分かっていただけると思う。

スヌーズレンとの出合い

（加登田恵子）

「ミレニアム」という言葉が流行っていた二〇〇〇年、私は文部科学省から在外研究の機会を与えられ、南スウェーデンにあるルンド大学に行くことになりました。ちょうど、スウェーデンとデンマーク（ヨーロッパ大陸）を結ぶオーレスンド橋が開通した夏です。

滞在期間中は、幸運に恵まれ大学内外のさまざまな方との出会いがありました。当時、ルンド市の隣にあるマルメ大学附属ハビリテーリングセンターで作業療法士をしておられた河本さんもその一人です。河本さんはその年の二月に『スウェーデンの作業療法士』というご著書を出されたばかりで、それを知った私が自宅まで押しかけていったのが最初でした。幼少期に「長靴下のピッピ」が大好きだったという共通点もあって、その飾り気のないお人柄にすっかり魅了されました。

その後、勤務先のハビリテーリングセンターを見学させていただいたり、マルメ市に開設された「脳障害児童のためのデイサービス施設」を訪問する機会を得ました。古い建物を改装して造られた施設には、天井からソファまで真っ白の「ホワイトルーム」や暗室のような「ブラックルーム」が設備されていましたが、基礎知識のなかった私は「自閉症スペクトラムの人達向けの環境設定の部屋です」という職員の説明に、「そういうものか……」という程度の認識しかありませんでした。

帰国して、河本さんのご著書『スウェーデンのスヌーズレン』を読み、その施設やデン

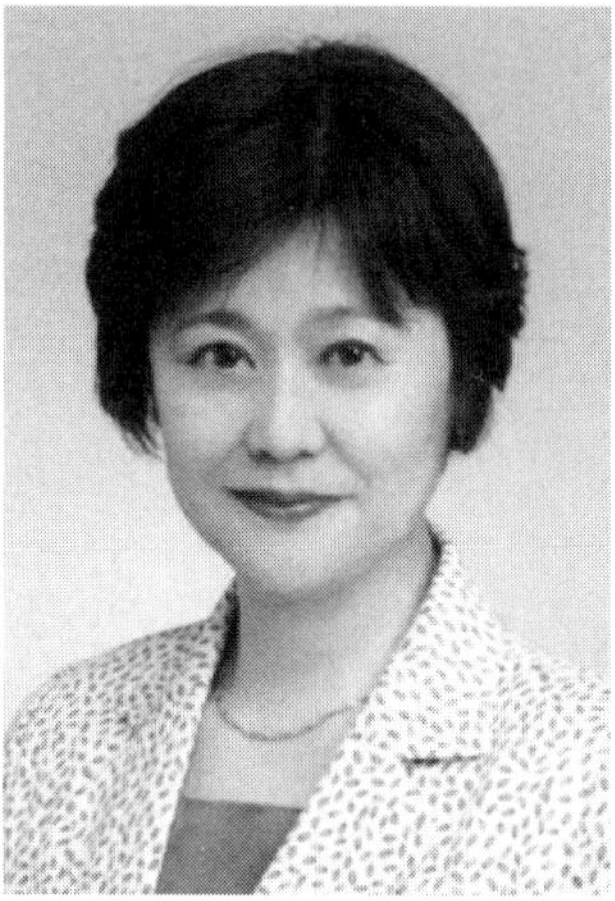

加登田恵子教授

マークの心身障がい児施設で見た療育風景とそれらのもつ意味が、私の頭の中で一挙につながってきました。そして、「これは、現場で使える！」と直感し、一緒に山口で在宅障がい児のための活動をしている「ＮＰＯ法人山口ウッドムーンネットワーク」に紹介するとともに、河本さんにアドバイザーになっていただき、早速、導入することにしました。日本における取り組みとしては、早いほうであったと思います。

スヌーズレンの発想における魅力は二つある、と私は思います。一つは、障がい児をあるべき姿や健常者の基準に向けて訓練しようとしないで、むしろ環境設定することによって、あるがままの姿を自然に引き出そうとすることです。二つ目は、障がい児を一方的に治療・訓練するのではなく、障がい児と療育者が一緒に「スヌーズレン体験」をすることで「関係性の癒やし」を図ることです。

河本さんは、スヌーズレンの本質的な魅力をよく理解されており、山口ウッドムーンネットワークにスヌーズレンを導入するときにも、高価な市販のスヌーズレン・キットを購入することがスヌーズレンではないことや、その場の環境条件や文化特性を生かして創造的な環境設定を行うことの大切さをしっかり伝えて下さいました。

今後も、山口にまかれたスヌーズレンの思想が障がい児療育の現場でしっかりと根付くことを願っております。

加登田教授の願いを、「山口ウッドムーンネットワーク」のスタッフ全員が見事にかなえようとしている。現在に至る経緯を堅田事務局長に尋ねた。

Q　スヌーズレンを知ったきっかけは何ですか？

A　スウェーデンに留学中であった副理事長（加登田恵子）からの情報を得て知りました。

Q　初めて見た、もしくは利用したときの印象はいかがでしたか？

A　本当にリラックスなどできるのかなぁ～？　と、半信半疑という感じでした。

Q　どのように活用したいと思いましたか？

A　自らがリフレッシュする術《すべ》をもたない方たちにまずは体験してもらい、日常とは違う反応があった方に継続利用を設定し、その方の余暇活動となるように目標を立てました。

Q　実際に設置したときの問題点は何でしたか？

A　専有できる部屋の確保と、中に置くスヌーズレングッズを購入する資金の調達ですね。また、相談できる専門職とのつながりにも頭を悩ましました。

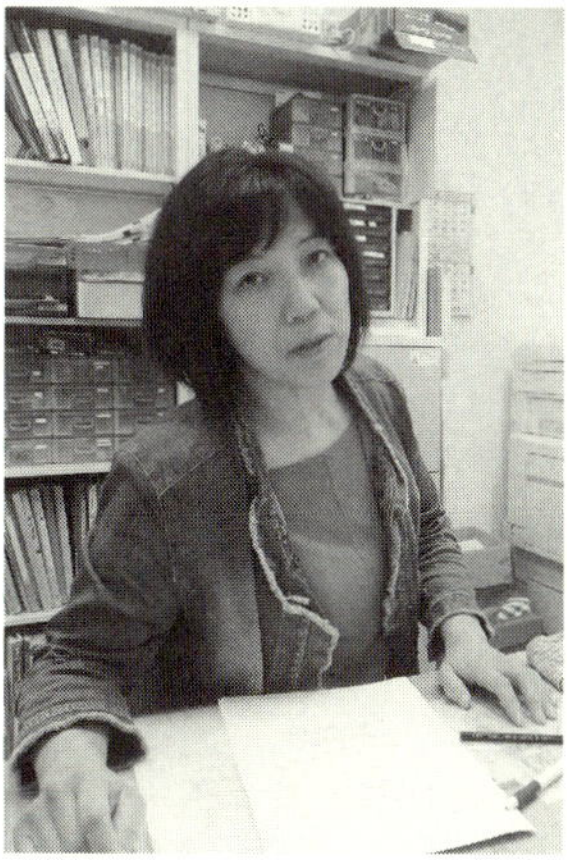

堅田雅子さん

Q　**設置後の問題点や、よかったと思う点は何ですか？**

A　スタッフの研修やスキルアップに対するバックアップ体制が国内では不十分だったので、手探り状態が続いたのでやはり不安でした。頑張って継続するとともに、年に一度の河本さんからの指導を受けて、スヌーズレンに対するスタッフの理解と利用者の期待度が高まりました。利用者それぞれのやり方でリフレッシュでき来ている点は、大いに評価できると思います。

Q　**スヌーズレンに関して、現在の活動内容はどのようなものですか？**

A　スヌーズレンとしての活動は、専属の部屋で個別に五感に刺激を与える方法で継続中です。利用者に応じた個別のスタイルを見つけ出すことが、日頃の支援に大いに役立っていると感じています。

Q　**スタッフとして、全体的な感想や意見がありましたらお話しください。**

A　スヌーズレンを利用することによって、利用者のリフレッシュはもとより、スタッフが利用者の気持ちに寄り添える力や、利用者感覚での時間の流れをつかむなどといった利点を生み出していると感じています。

日頃の活動は集団でのものが一般的となっており、時間の流れ、間の取り方、内容などにおいて個人の気持ちをすべて組み取ることは非常に難しいです。しかし、個別で行うスヌーズレンのときには利用者の個性をしっかりと把握することができますし、それを集団活動においても反映させています。つまり、個人への配慮を盛り込みながら集団活動を進めていくことができています。

集団活動に行き詰ったとき、利用者にとっても、スタッフにとっても何らかのヒントを与えてくれるのがスヌーズレンかな……と、思っています。ただ、即効性はありませんけどね（笑）。

私の感想

二〇〇一年からずっとスヌーズレンを利用し続けている山口ウッドムーンネットワーク、紹介をさせていただいた私としても頭が下がる思いがしている。しかも、施設内だけではなく、実際に家庭内でも簡単な感覚遊びをしているそうだから何とも嬉しいかぎりである。一方、加登田教授も古民家を改築して、そこで田舎風情を味わっているということだから、これもスヌーズレンの影響かな、と思っている。

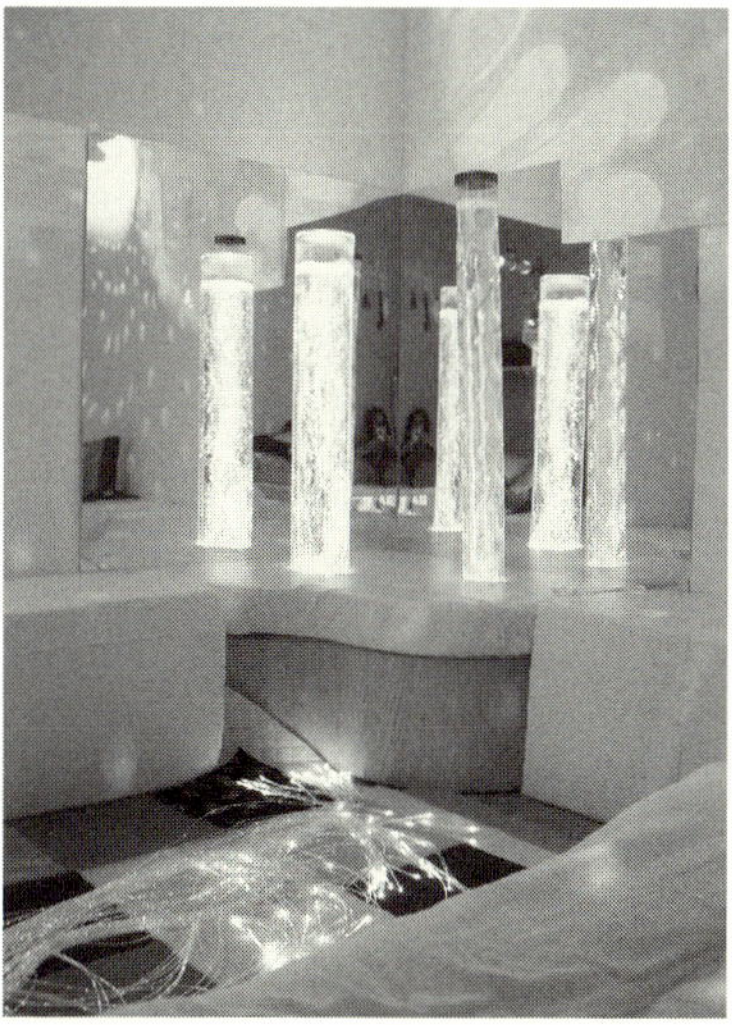

山口ウッドムーンネットワークに設置されているスヌーズレンルーム

情報過多が理由で精神のバランスを崩しやすい今日、誰しもふっ、と異次元の世界へ身を置きたくなるのかもしれない。言うまでもなく、障がいをもっている児童たちもこれは同じである。日常生活のストレスから解放される時間も必要である。そんなとき、スヌーズレンで癒されて欲しいと願っている。湯田温泉に入ったあと、ウッドムーンのスヌーズレンを見学するというのもいいかもしれない。

7　有限会社コス・インターナショナル

（住所：〒105-0014　東京都港区芝3－24－1
TEL：03-5443-5890　FAX:03-5443-5895　E-mail:kos@kosint.co.jp）

本章の最後を飾るのは、日本でスヌーズレン機器を早くから輸入し、スヌーズレンを普及するにあたって最大の貢献をされている小菅秀泰さんである。スヌーズレン機器を販売されるだけでなく、その理念の紹介にも奔走されている。というのも、小菅さんは日本におけるスヌーズレンの先駆的な存在であり、現在は日本スヌーズレン協会の理事・チーフコーディネーターを務めるほか、世界スヌーズレン協会（ISNA-mse : International Snoezelen Association -mse）のボード・メンバー（役員）も務めておられる。

私も何度もお会いして、スヌーズレンの理念を確認するとともに、誰もが利用できるのがスヌーズレンであり、感覚統合を利用者自らのテンポで受け入れる場所の重要性をお互いに確認してきた。ちなみに、前著『スウェーデンのスヌーズレン』を著したときには、日本における唯一の理解者でもあった。

実は、その前著の宣伝・販売面でもかなりお世話になっている。本の発売時（二〇〇三年）、「スヌーズレンって何？」というのが日本での実情であった。つまり、誰も言葉さえ知らなかったのだ。そんな状況にもかかわらず版を重ねることができ、現在においても需要があるのはすべて小菅さんのおかげである。スヌーズレン機器のセールスのかたわら、本の宣伝もしてくれた。改めて、感謝を申し上げたい。

そんな小菅さんのこれまでの足取りを、インタビュー形式で紹介していきたい。

Q　スヌーズレンを知ったきっかけは何ですか？

A　オランダにある重度知的障がい者施設「ハルテンベルグ」のスヌーズレンルームで、偶然にある利用者の男性にお会いしたのですが、そのとき、「何て穏やかな表情をしているのだろう！」と思ったのがきっかけです。その、何とも言えないリラックスした満足げな様子、一瞬一瞬を味わい楽しんでいるのだろうなと思わせる表情などは、今でもよく覚えています。今から二一年前、私とスヌーズレンの最初の出合いでした。

当時はまだスヌーズレンのことは何も知らず、オランダ人の知人とともに訪れた施設で足を踏み入れたのがスヌーズレンルームだったのです。担当のアド・フェルフール（五ページ参照）さんに案内されてドアを開けると、廊下の両壁面いっぱいに触覚素材が散りばめられており、奥にあるホワイトルームやアクティビティールームにつながっていました。そこに、先ほどの男性がいたのです。

ちなみに、アドさんは「スヌーズレンの生みの親」とも言われている人なのです。そのアドさんに「ここは何をする所ですか？」と尋ねると、唇の前に人差し指を一本立てて「シーッ！」と合図をされました。入り口の所でしばらく二人で座り、三〇～四〇分が過ぎたのち、触覚素材を楽しんでいた彼は満足げな顔をしてホワイトルームへと入っていきました。そこで初めて、「奥に進みましょうか」と言われ、利用者の妨げにならないように各部屋を案内してもらったのです。

通常ならば、はるばる海外から来た訪問客を優先し、廊下に利用者がいても「ちょっと失礼！」と声をかけて奥に訪問客を案内してしまうものでしょう。もしそうされていても、私自身違和感はなかったと思います。しかし、アドさんは、先に入っていた男性の権利を優先したのです。「たとえ海外から珍しい客が来ていても、一個人を尊重する」という気持ちが十分に伝わってきました。

部屋を見せていただき、スヌーズレンの環境を自ら体験するとともにスヌーズレンの理念について説明を受けたのですが、私は二、三時間ですっかりスヌーズレンに魅せられてしまい、是非日本でも広げたいと思いました。

Q　日本におけるスヌーズレンへの携わりを教えてください。

A　オランダのハルテンベルグ施設での出合いをきっかけに、同施設のスヌーズレンルーム開設に携わった会社と一九九四年に総輸入代理店契約を結び、日本で初めて本格的にスヌーズレン機器の輸入をはじめることにしました。

当時、日本では「スヌーズレン」という言葉さえも耳慣れないものであり、「それって何？」「宗教？」「何か怪しい感じ！」などといった反応がほとんどでした。この素晴らしい考え方を日本でも広めたいと、施設や病

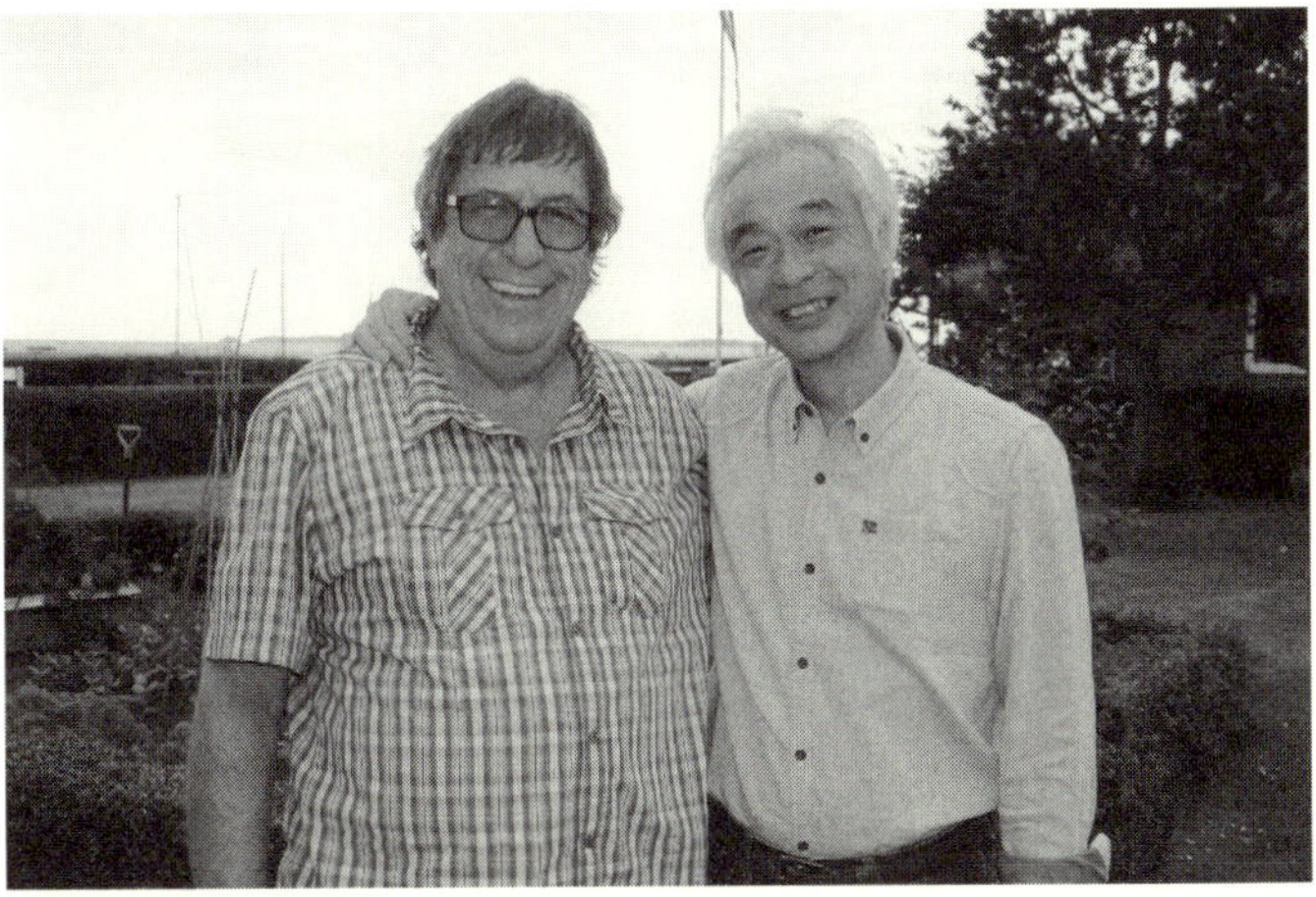

小菅さん（右）と世界スヌーズレン協会の現会長であるモーリッツさん（Maurits Eijgendaal）2015年８月撮影

院、養護（特別支援）学校、リハビリテーションセンターなどを回って、ヨーロッパを中心にスヌーズレンという取り組みがあることを説明していきました。

また、日本作業療法士協会、日本感覚統合障害研究会（現・日本感覚統合学会）などのセミナー展示会にも出展し、少しでも多くの方の目に触れるようにも努めてきました。そんななか、「あっ、スヌーズレンだ！」とか「やっと日本にも入って来たのか！」などの声に遭遇すると、時間も忘れてスヌーズレン談議に花を咲かせていました。

数年が経過して、少しずつスヌーズレンが広がりをはじめたのはよかったのですが、考え方を理解したうえでスヌーズレンをはじめるというよりも、物珍しい機器のほうに興味

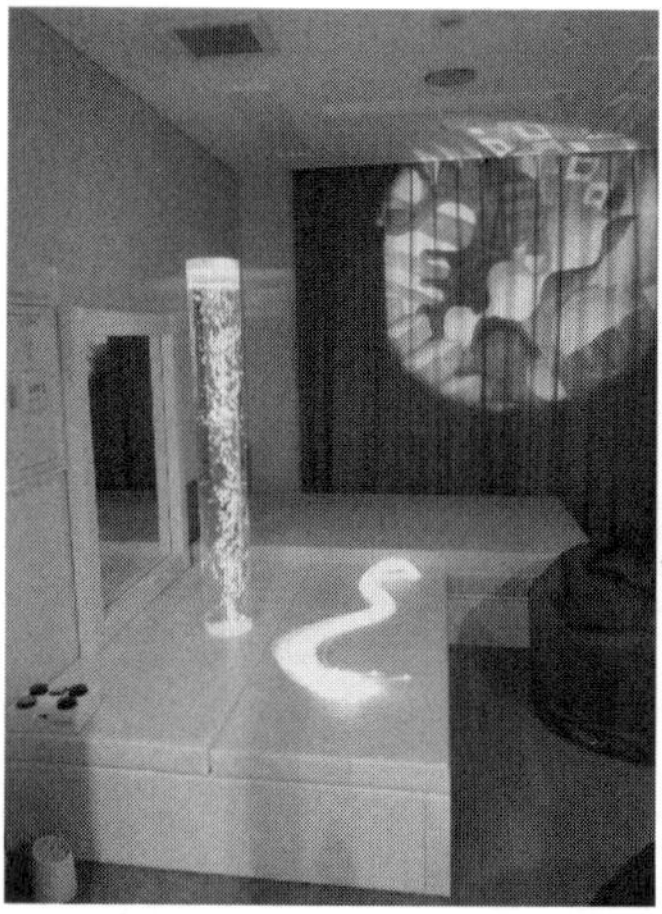

社会福祉法人すぎの芽会多機能事業所「ドリームセンター一条」（栃木県）

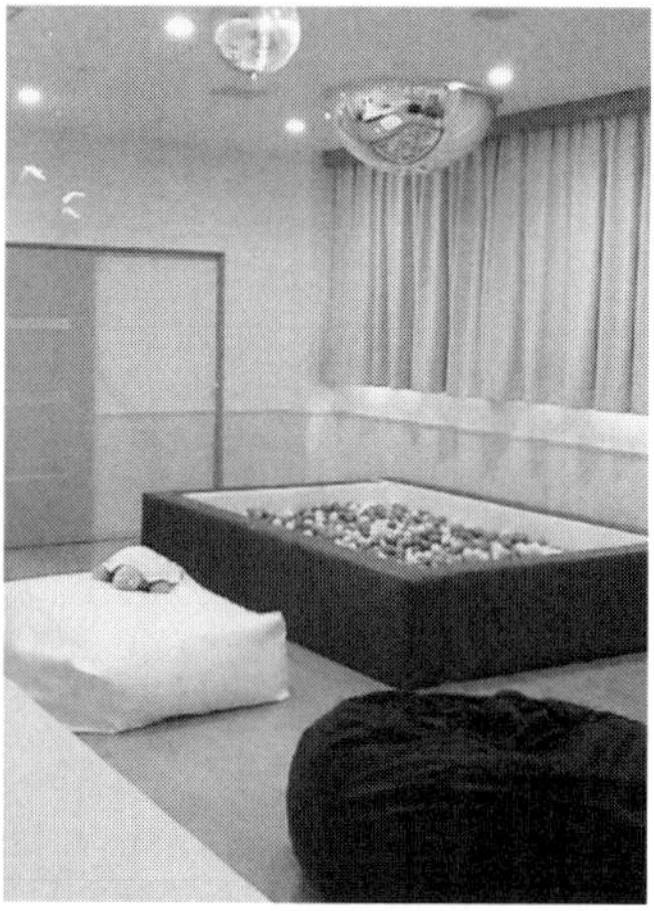

社会福祉法人養楽福祉会障害者支援施設「養和荘」（愛知県）

が向いたような感じがしました。また、ちょっと目を引く環境がゆえに、施設などの目玉としてスヌーズレンを導入するといった動きも結構見られました。

機器の販売および設置時には、スヌーズレンの基本理念などを説明してきたつもりだったのですが、残念ながら機器だけが独り歩きをし、背景にある理念が置き去りにされるというケースも少なくなかったのです。理念をしっかりと押さえて取り組まれている施設、病院、学校などに出合うと、ほっと胸をなで下ろしたものです。

そんななか、東京都多摩市にある障がい者センターでは、一九九〇年以前からスヌーズレンの考え方を取り入れた活動をされていました。センターとのご縁がきっかけで、最初

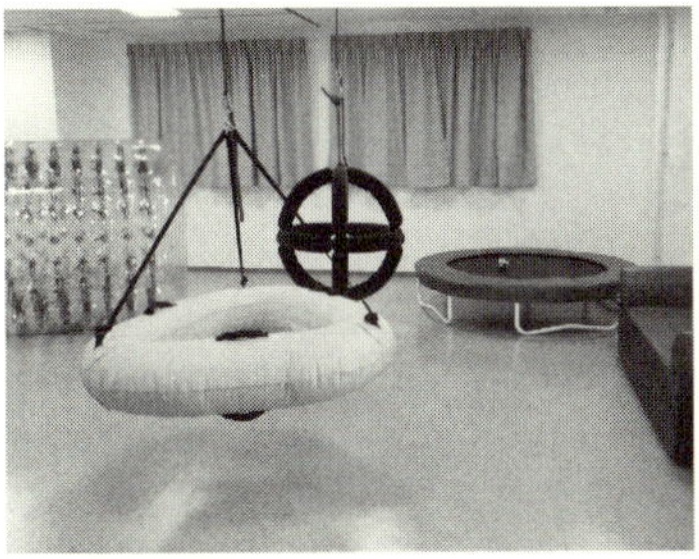

社会福祉法人くすのき会　障がい者生活介護事業所「たまも園」(兵庫県)

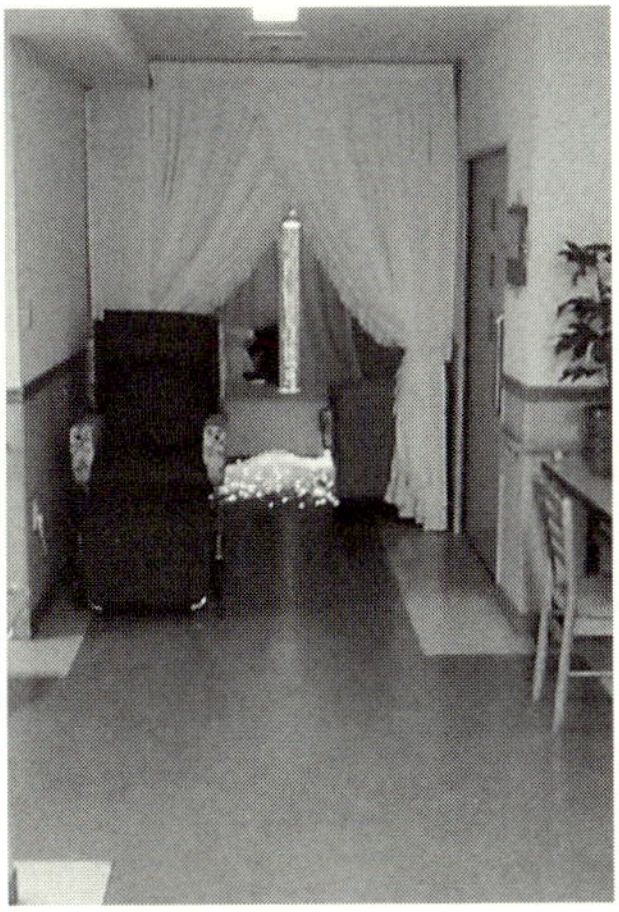

(株)サンハート介護付有料老人ホーム「シルバーサポート星にねがいを」(東京都)

（掲載した４枚の写真提供：コス・インターナショナル）

のスヌーズレンルームの設計・施工をさせていただきました。二〇年以上経った今でも、利用者の方に喜んで利用していただいています。また、スヌーズレンの素晴らしい考え方をもっと多くの人に知ってもらいたいとの思いから、すでにスヌーズレンの理解者であった国内の方々に呼びかけ、スヌーズレンの理念を大切に少しでもその考えを浸透させたいと有志が集まり、一九九九年に「日本スヌーズレン協会」を設立しています。

スヌーズレンを日本にもち込んでから、早や二一年が経ちます（もちろん、それ以前からスヌーズレンをされていた方々もいらっしゃると理解しています）。これまで、日本全国、北は北海道から南は奄美大島まで四八〇か所以上のスヌーズレンルーム（専用室）およびコーナーの設計・施工をしてきました。専用室はないものの、機器のみを納めさせていただいた所は五〇〇か所以上にも及びます。

オランダでスヌーズレンが生まれてから四〇年以上が経ちます。時が流れるとともに、世界的にスヌーズレン環境の多様性が注目されるようにもなってきました。また、医学的、脳科学的な解釈も一部では行われています。それぞれの専門分野において、スヌーズレンの可能性が追求されはじめているのです。

日本でも、スヌーズレン・メソードをベースに考えるといった動きも一部にはあります。こうした動きのなかで気を付けなければならないことは、可能性だけを追求してしまい、スヌー

Column 4

国際福祉機器展（主催：保健福祉広報協会、全国社会福祉協議会）

（コス・インターナショナル代表　小菅秀泰）

第１回は、全国社会福祉協議会と旧厚生省の共催で1974年(11月16～18日・来場者数9,641人)に始まりました。この時は「社会福祉施設の近代化機器展」とされ、就労環境の整備や施設入所者への安全な介護の提供を目的とし、翌年の第２回から「社会福祉機器展」と名称を変え、高齢者や障がい者の自立を目指すほか、介護を支援する福祉機器を一堂に展示するようになりました。

現在の名称になったのは第23回（1996年）からで、同時に開催場所も「東京ビックサイト」になっています。第42回目の開催となった2015年（10月7～9日）は、3日間で約12万人が訪れるという大規模な展示会となり、Medtrade《メッドトレイド》（米国)、REHACARE《リハケア》(ドイツ）とともに「世界三大機器展」と呼ばれています。

我が社は、約20年前から毎年この国際福祉機器展に出展し、スヌーズレンルームおよび機材を紹介しています。かつては製造、販売会社などの来場者が多かったですが、近年では行政、福祉関連施設、病院、専門学部のある学校、特別支援学校など、支援に携わる方やエンドユーザーとその家族の来場が顕著となり、より興味深くスヌーズレンルームを体験してもらっています。初めて体験される人から、「神秘的な異空間！」「家にも欲しい！」「何かよくく分からないけれど落ち着ける！」「癒される！もうここから出たくない！」などの声が聞かれ、出展の意義だけでなく、スヌーズレンの広がりを実感しています。

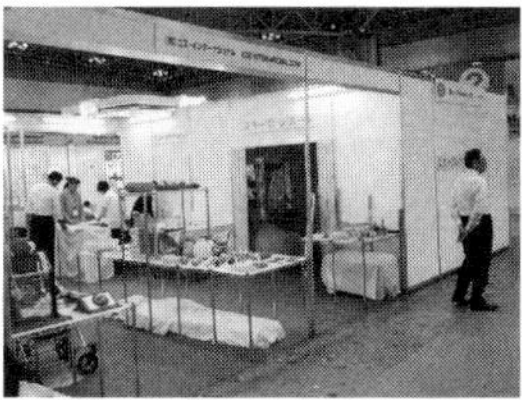

国際福祉機器展に出展したブース

ズレンの本質を忘れてしまうことです。スヌーズレンの原点となる基本理念をしっかりと押さえながら、広がって欲しいと思っています。

スヌーズレンは、まだまだ可能性を秘めています。対象者も、障がい児（者）や高齢者だけでなく、一般社会の人々も含んだ形でますます求められる環境だと思います。今後も基本理念を大切にしつつ、その多様性を発展させられるような取り組みができればと考えています。

私の感想

一九九四年にスヌーズレン用品や障がい児（者）用福祉機器を製造・販売するオランダの会社と総輸入代理店契約を締結し、翌年の四月に「有限会社コス・インターナショナル」を設立した小菅秀泰さんの話、改めてご苦労されたそのプロセスに賛辞を送りたい。極端かもしれないが、「たった一人の理解者」がいたおかげで日本にもスヌーズレンが広がり続けている。

現在、「コス・インターナショナル」は、イギリス（四社）、デンマーク（一社）、ドイツ（一社）、イタリア（一社）、オランダ（一社）、アメリカ（一社）の合計九社の日本総輸入代理店となっており、取扱商品は、主力のスヌーズレン用品のほか、福祉遊具・玩具、座位保持椅子、立位補助器、介護用品などと多岐にわたっている。本書を読まれてスヌーズレンに興味をもたれた方、是非、会社を訪れて見学をしていただきたい。

第4章

スヌーズレンを実体験
——さまざまなゲームと利用者の声

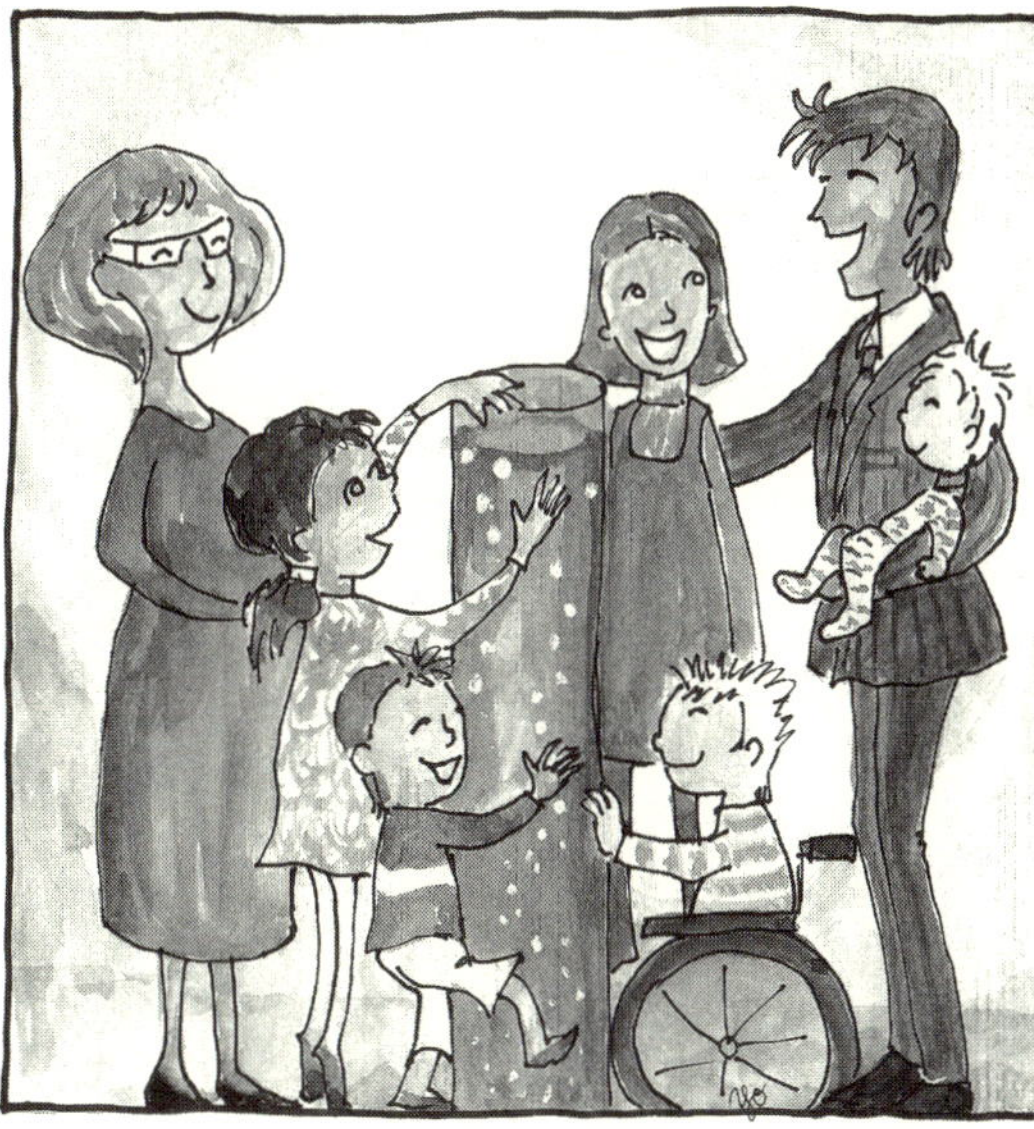

みんなのスヌーズレン

前章では、日本でのスヌーズレンの利用状況について、それぞれ現場で働くスタッフの方々からお話を聞いた。たぶん、みなさんが想像している以上にスヌーズレンが日本においても利用されていると思われたことだろう。しかし、やはり重要となるのは、スヌーズレンを実際に利用している人々がどのように感じているのか、ということである。そこで本章では、スヌーズレンマインドを発揮している施設と、そこで行われている実体験に必要とされる「感覚遊び」の例を挙げるほか、利用者の声などを紹介することにした。

幸いなことに、私は全国至る所から声がかかり、講演なども含めて訪問する機会に恵まれている。そのときに常に感じるのは、一歩入るだけでその施設の雰囲気が手に取るように分かるということである。スタッフや利用者の表情を見ると、たとえそこの建物が広大で素晴らしいものであっても、違った内情が見えてくることがある。

硬い表情をしたまま利用者に接するスタッフ、また諦めているのかと思われる無表情な利用者、そんな光景を見てしまうと居たたまれなくなる。作業療法士という職業柄、ここを改善したら、あそこをもう少しどうにかしたら、とつい問題解決の方法を考え、コンサルタントの目で見てしまう。

現場でスタッフが悪戦苦闘しているのを察して、上司や理事の方々が創意工夫して、改善しようとしている姿勢がうかがえれば救われるのだが、なかには現場の仕事に疎い方や、固執した考えのもと、これまで通りのやり方を正しいと思って意固地に運営している人もいる。いずれにせよ、さまざまな施設がある。

離職率が高いと言われている福祉施設は、労働条件が厳しく、給料も安く、人間関係においてもストレスが多い。そんな現場では、なかなか楽しく明るい光景を見ることがない。しかし、試行錯誤されながら、明るく頑張っていらっしゃる施設もたくさんある。そのような施設に伺うと、まだまだ希望が感じられるのでほっとする。二〇一五年の夏に訪問した所も、そんな施設であった。

社会福祉法人　まほろば学園

創立が二〇〇九年とかなり新しい「まほろば学園」は、広島県福山市千田町にある。設立する前に、理事長である藤井康弘さんからスヌーズレンを取り入れたいという相談があった。ちょうど夏休みで、日本に帰国していた私は喜んで彼に会い、あれこれと助言した。しかし、その後さまざまな事情で連絡が途絶え、どのように運営されているかについてはまったく知らなかった。

二〇一二年の二月、母の介護のために早期退職をして帰国した。その後、母が亡くなってから、さてこれからの生活をどうすればいいのだろうかと不安に思っていたころ、幸いにも数か所から仕事のオファーがあったのだが、そのうちの一つが藤井さんからのものであった。

「一度、見に来てください」という連絡をいただき、二〇一五年の夏、懐かしく思いながら訪ねた。中に入ってすぐに感じたのは、スタッフの笑顔であった。それは訪問者である私に向けられたものではなく、そこの利用者に向けたものであった。決して大きな施設ではなく、「障がい者福祉サービス事業所・風」という名称のもと、一八歳以上の重症心身障がい者を対象にして福祉サービスを展開して

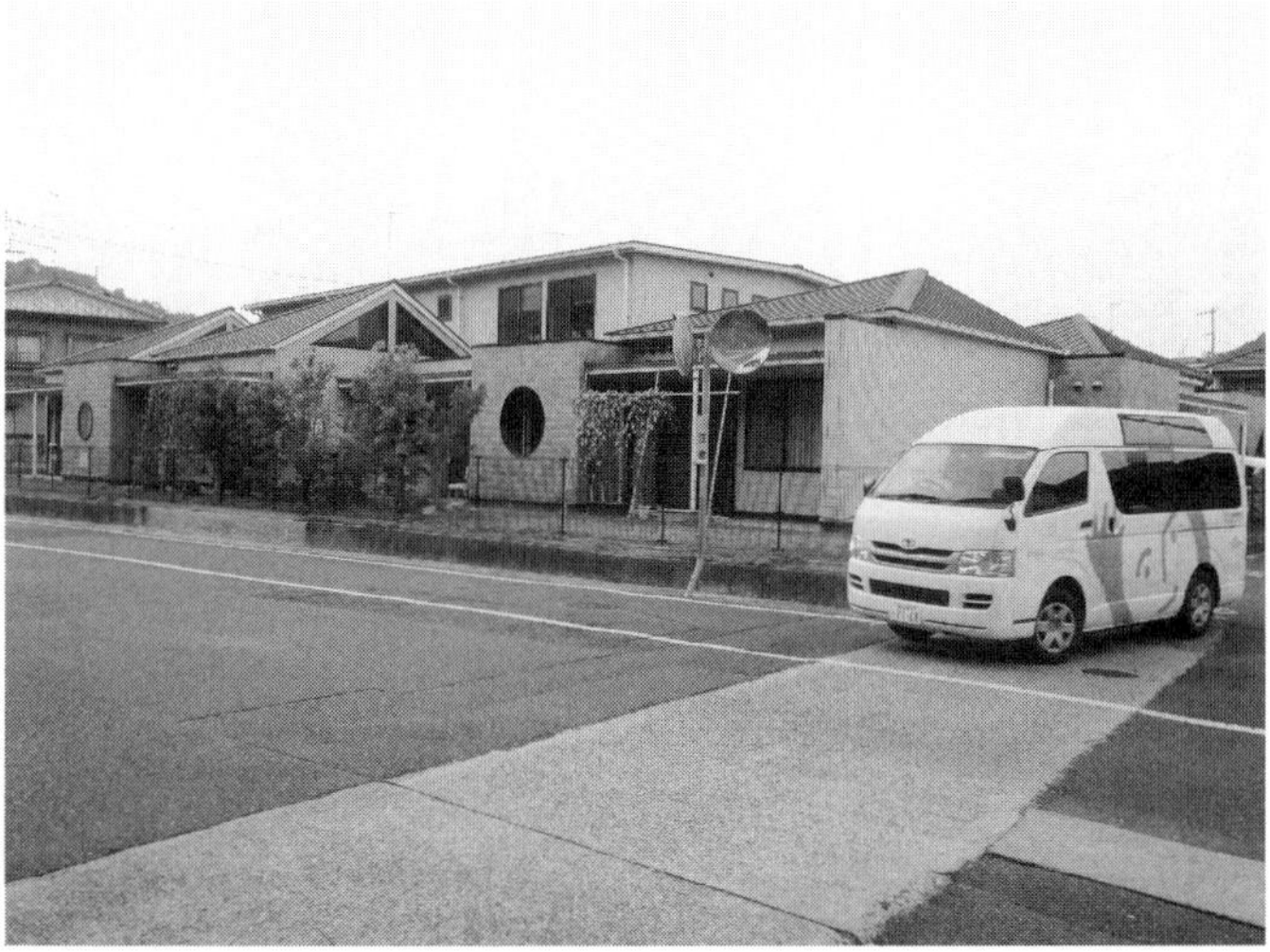

「障がい者福祉サービス事業所・風」の外観

いる事業所だった。

障がい者家族にとっては、一番必要とされる施設である。定員二〇名の利用者に、全力でスタッフがサービスをしていた。石のように言葉もなく、全身が麻痺して動かず、表情もほとんどない利用者たち、スタッフにとっては介護が非常に難しい人たちばかりである。しかし、「風」には笑いがあり、温かい雰囲気が漂っていた。

一人ずつ利用者に会った私は、スタッフに対して、今以上にどのように接していったらよいか、感覚の刺激をどのようにすればよいか、また筋肉の緊張を少しでも和らげる方法や側弯症《そくわんしょう》(1)を予防するための姿勢などを、まるで理学療法士のように助言して回った。

私は、基本的な医学も身体構造も学んでいる。また、二〇年にわたるハビリテーリングセンターでの仕事において、医療チームにいる理学療法士と常に行動をともにしてきた。もちろん、作業療法士として、作業活動をするにはあらゆる筋緊張を和らげ、正しい姿勢を保持していかねばならないことをより熟知している。だからこそ、行うことが理学療法と類似していても、与えら

（1）背骨が左右に弯曲した状態で、背骨自体のねじれを伴うことがある。通常、小児期に見られる脊柱変形を指す。左右の肩の高さの違い、肩甲骨の突出、腰の高さの非対称、胸郭の変形、肋骨や腰部の隆起（前かがみをした姿勢で後ろから背中を見た場合）などの変形を生じさせる。進行すると、腰背部痛や心肺機能の低下をきたすことがある。

れた身体を生きるために「ハビリ」をしていかなければならないのだ。
これについてのハビリテーリングセンターの基本姿勢は、利用者の医療や福祉も含めて、生活全般を見るのが当たり前だとなっている。それゆえ、我々スタッフのことを専門科域を超えた「ハビリ者」と呼んでいる。そういう意味では、私は作業療法士であると同時に「ハビリ者」なのである。

事業所には「児童発達支援」や「放課後デイサービス」もあり、そこには一八歳未満の重症心身障がい児が来ている。どんな保護者も、こういう場所があれば、そこに子どもを預けられるだけで満足しているという面がある。毎日のケアに心労をきたしている家族であれば当然であろう。だが私は、ハビリは二四時間対応が必要であると考えている。だから、放課後デイサービスに子どもが来れば、当然ハビリ対応もするべきだと考えている。

麻痺による筋緊張をほぐすには、「少々」では間に合わない。ひどいときには、筋緊張によって身体の各関節が変形し、副障がいの脱臼を生じたり、側弯症《そくわんしょう》が目立つようになり、成人するころには肺が潰されて呼吸困難に陥りやすくなる。また、腕や足などが、身体のどこから出ているのかさえ見分けがつきにくいということにもなる。

ここまで変形していない児童の場合、いくら説明しても保護者にはイメージしにくいものだ。それだけに、介護するスタッフに専門的な知識が必要とされる。そして、予防のために健常者が動くのと同じように、たとえ重度の障がいをもっていても、動かせるだけ身体を動かしてあげることが必須となる。

「風」のスタッフは、まるでスポンジが水を吸収するように私のアドバイスを聞いてくれた。とはいえ、私はそこにフルタイムで勤務しているわけではない。当然、後々さまざまな問題が生じてくるだろうが、直ちにフォローするのは難しい。私の悩みの種となっている一番の問題だが、それだけに、「あぁ、利用者さんとともにいたい」といつも思っている。

　こんなことを感じながら「まほろば学園」のホームページを見たとき、ちょっと驚いた。私の想いを察したような言葉が並んでいたのだ。

一人ひとりの思いを大切に
みんなと集い励ましあう。
そして一緒に生きがいを求め
力いっぱい活動する。
そんな場所でありたいのです。

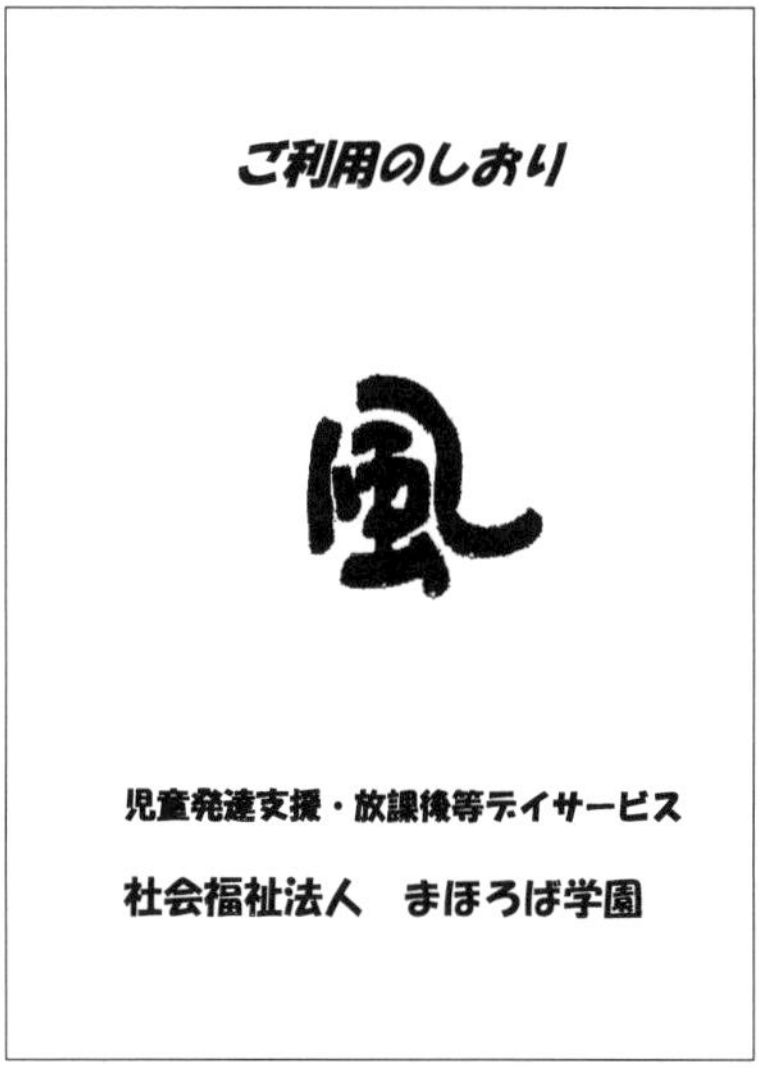
ご利用のしおり

風

児童発達支援・放課後等デイサービス

社会福祉法人　まほろば学園

ひょっとしたら、「一緒に」というのがスタッフの明るい要因かもしれない。また、「スタッフも一緒に楽しんでいます」という記述もあった。これは、ほかの施設のパンフレットではなかなか見られない言葉である。綺麗ごとではなく、「風」では常日頃からさまざまな活動を行っている様子が感じ取れる。

ひな祭り、端午の節句、七夕はもちろん、シャボン玉、ヨウヨウ釣り、お菓子づくりなどの活動を展開している。お菓子づくりでは、たとえ四肢麻痺であっても生クリームを泡立てるためにスタッフが利用者の手を支えている。また、新聞紙を手で破るだけといった活動（床に新聞紙の玉があふれている）やトランポリンもある。トランポリンの上にはたくさんのボールが転がっており、その上に寝て揺れている子どもにボールが当たっている。

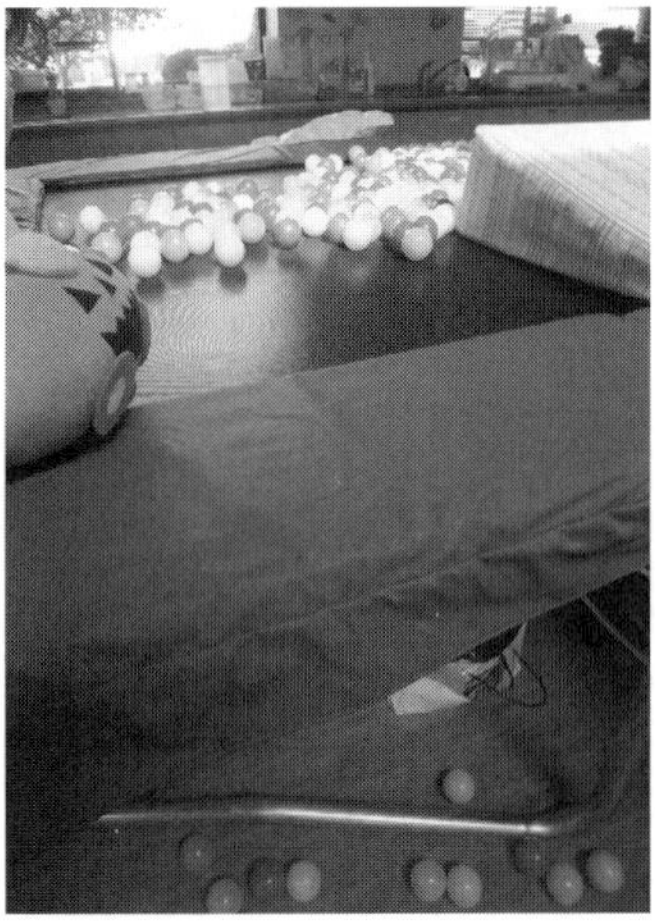
トランポリンの上にボールがある

カラフルなパラシュートを使った活動もあった。それぞれの端をスタッフが持って、寝転がっている利用者の上からふんわりと音楽に合わせて被せたりしている。利用者の視線はパラシュートに向けられており、目をパチパチさせていた。一緒になって活動していることが本当によく分かるシーンであった。そのほかにも、音楽療法、演劇、クラシックバレーなど、利用者とともにスタッフが一緒に楽しんでいる活動もあった。

一〇月三一日、ハロウィーンのときにもおじゃました。スタッフと利用者が仮装して回り、なんとも異様な風景なのだが、至る所から笑い声がもれてきた。健常者が楽しんでいる活動を、重症の障がい者も同じようにして楽しんでいる。みんなが楽しんでいる空気感が、五感を通して利用者に伝わっているのである。これこそがもっとも大切なことであり、それが施設内であっても必要とされる自然な笑い声なのである。

「風」にはスヌーズレンルームもある。ベッド脇にいても楽しめるように、五感を刺激する工夫が施されている。ホワイトルームにはウォーターベッドがあり、泡の出るバブルユニットや光のファイバーが何本もあるサイドグロウもある。そこに利用者を連れていき、ひと時を楽しんでいる。私が訪問

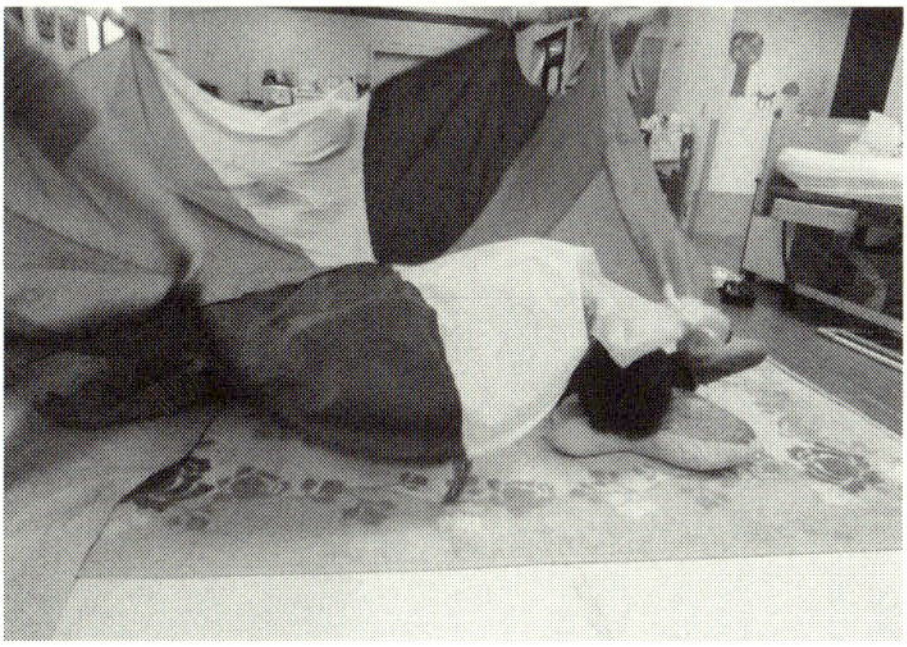

パラシュートを使った活動の様子

したとき、脳の病気を発症して二六歳のときに手術をしたが、術後、重度の副障がいを引き起こしたままになっている利用者がスヌーズレンルームにいた。

「スヌーズレンの部屋を楽しむと、心地よさそうで、穏やかな気持ちになっていることが伝わります」と、母親は安堵の表情を見せていた。心身ともにリラックスできるスヌーズレンという空間が施設の中にあることは、利用者にとっても、スタッフにとってもうれしい和みとなる。

ホワイトルームであるこの部屋は、窓がないせいか、電気を消すと暗室のように暗くなる。それを見て私は、ブラックルームにもできるのではないかと考えた。「場合によっては、二種類のスヌーズレンルームとして利用できる。一石二鳥ではないか」と、スタッフに提案した。

理事長の藤井さんも乗り気で賛成してくれたのだが、経済的に余裕のない小さな法人だけに、基本的には利用者が創造できる範囲でということとなった。創造していくのが

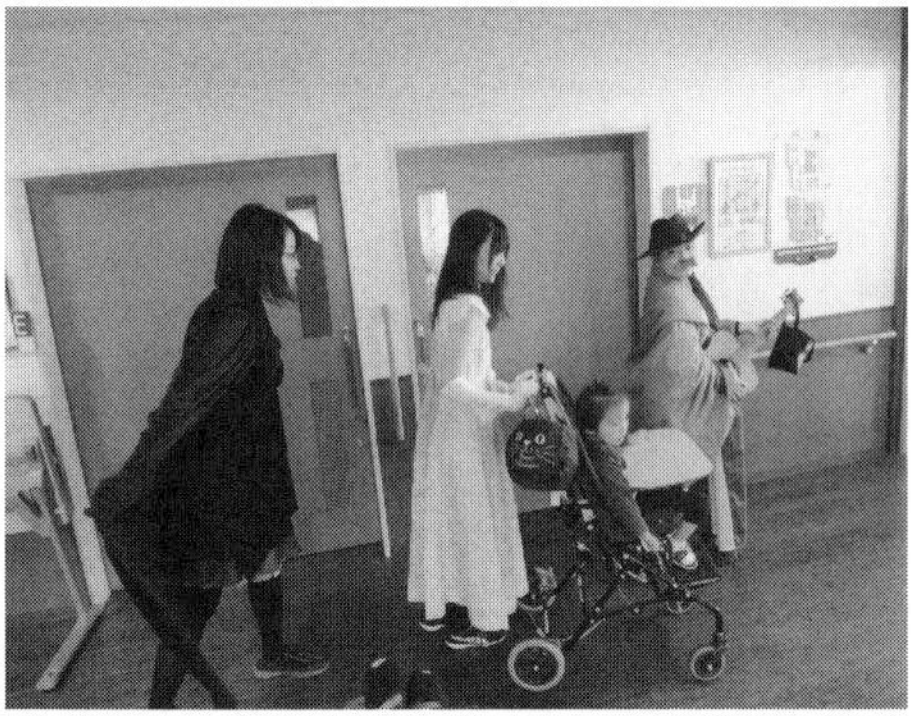

ハロウィーンを楽しむ利用者とスタッフ

大歓迎な私は、スタッフにさまざまなアイデアを提案した。お金がなくても、楽しくクリエイトすることで部屋は豊かなものになるのだ。確かに、お金をかければあっと驚くようなウルトラテクノロジーのデジタルアートなどを設置することができるかもしれない。しかし、「風」にはそれらを必要としない。みんなと一緒につくり出すという、代え難い喜びと達成感がここにはある。

安い蛍光塗料の折り紙で鶴や風船を折ってモビールにしたり、重度自閉症の利用者でビーズを糸に通すのが好きな人には蛍光のビーズを通してもらう。蛍光紙やテープを破って自由に貼り、ペンでいろいろなものを描いたり、壁紙風にして大きなポスターにしてもいいだろう。また、星の形をした蛍光のシールを天井に貼ったり、提灯に蛍光塗料で色づけをしたり、竹細工の風鈴もつくれる。

こんなことをしたうえ、部屋をブラックライトで照らすと、それらが明るく光り輝くから、ちょっとした異次元空間ができあがるだろう。ホワイトルームとして使用するときには、それらのものは飾りとして見えるのでそのままで何ら構わない。さらに、スヌーズレンの入り口に

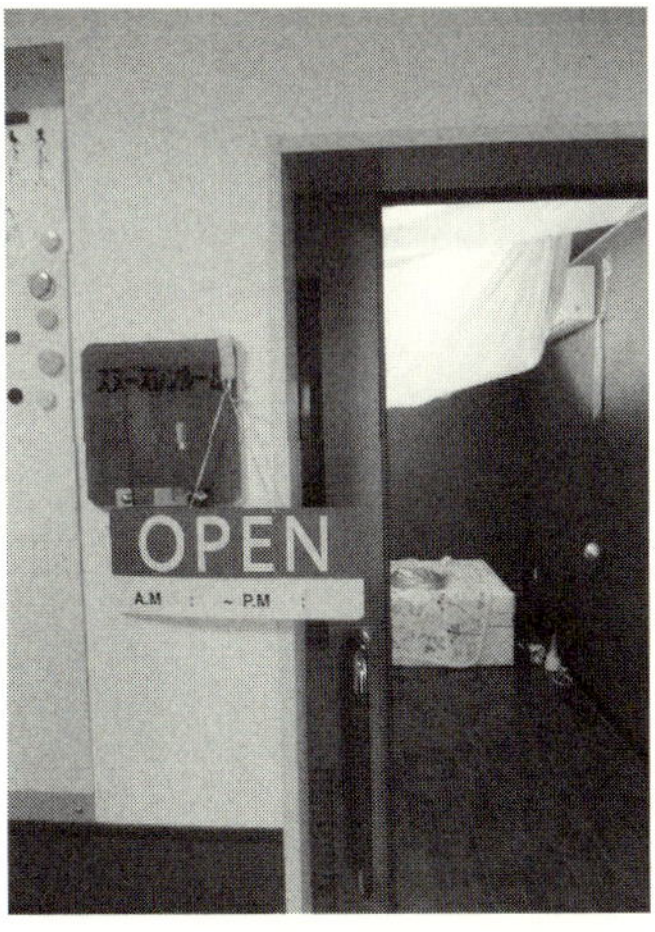

布がぶら下がるスヌーズレンルームの入り口

は、布を細く破いてのれん状にして天井からぶら下げておけば、利用者が部屋に入る際に布が顔に触れてスヌーズレンルームに入ることが分かるとスタッフに伝えた。

ブラックルームを利用者とともにつくるというプロセスは、まさにこの施設にはピッタリである。何と言っても、「一緒に」というモットーが言葉通りになるし、施設内ではこれまで以上に笑い声があふれることだろう。みんなでいろいろとアイデアを出し合えば、きっと面白いブラックルームができるはずである。

私にとっては幸いなことに、「風」には今後も訪れる機会がたびたびある。これからが楽しみな施設である。

感覚遊び

スヌーズレンを説明したり紹介したりするとき、スヌーズレンルームがその場に常設されていなければ直接体験してもらうわけにはいかない。しかし、そんな場合でも感覚の疑似体験はできる。この疑似体験をすることによって感覚の差がより顕著になり、「なるほど！」と納得される人も多い。

かつて働いていたハビリテーリングセンターでも、よくこの感覚体験をさまざまな施設のスタッフにしていただき好評を得た。だから日本でも、訪れた施設において、時間が許すかぎりこの方法を利用してスタッフに説明をしている。

以下でその一部を紹介するが、これからスヌーズレンをほかの人に紹介したいという場合には、ゲーム感覚でぜひ試していただきたい。もちろん、利用者にも楽しんでもらえるゲームである。

空間感覚ゲーム

スタッフに、今自分が座っている椅子の上に立ってもらう。そうすると、普段の目の高さで見慣れている空間とはまったく違う景色が見える。それは、常に車椅子に乗っている人や寝ている人びとも同じである。一定の位置感覚しか得られないわけだが、スヌーズレンルームの中に高所を感じることのできる場所があれば、スタッフが椅子に立ち上がるのと同じように違った空間感覚を味わうことができる。

とくに、低い位置から見る光景しか知らない人であれば、目の位置を変えるということだけで、身体的にも脳にも新しい刺激を与えることができる。それによって、部屋の奥行、高低など、部屋全体の空間を察知する空間能力を養うことになる。

聴覚・方向感覚ゲーム

外側からは何が入っているかが分からないように、ヤクルトなどの容器数個に前もって布などを巻いておく。それぞれの中に、大豆、米、水、ビーズ玉、砂利などを入れてボトルのペアをつくっておく。ボトルを揺すって音を聞き、同じ音のペアを合わせていくというゲームである。言ってみれば、トランプゲームの「神経衰弱」を音でするというものだ。

このようなゲームもある。まず、部屋の真ん中にスタッフを集めて、その周りを一人が歩く。そして、止まったときに手に持っている鈴を鳴らす。スタッフたちに、どこから鈴の音が聞こえてきたかを当ててもらうといったゲームだ。

違ったバージョンもある。長いヒモに鈴を通しておき、それで円をつくる。そのヒモを持ったスタッフが円陣を組んで立ち、その輪の中に目隠しをして一人に立ってもらう。周りの人は、鈴の音が出ないようにヒモを動かすのだが、それでもわずかに出る鈴の音を目隠しをしている人が聞き取り、自

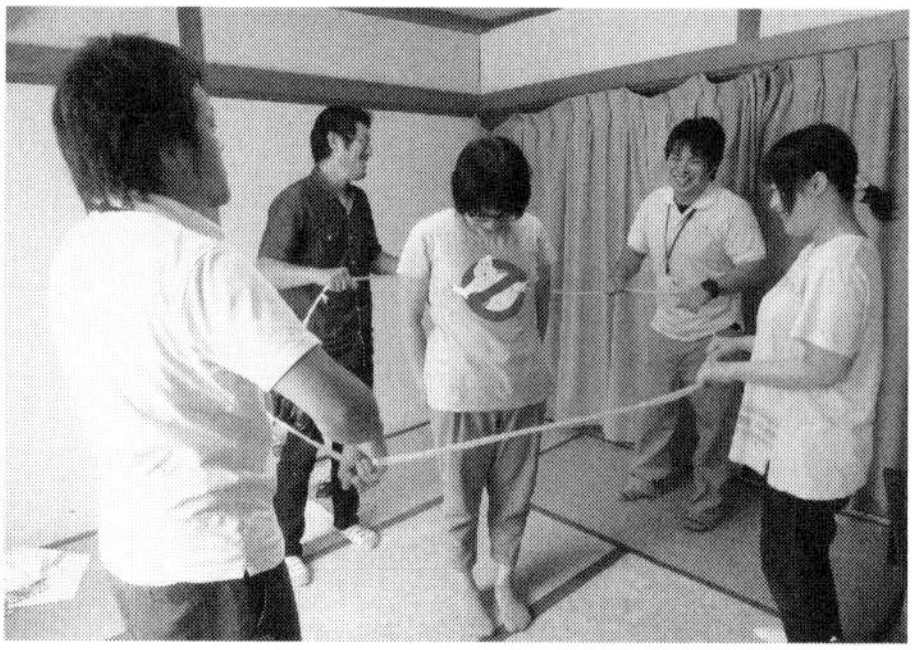

円陣を組んで鈴の持ち主をあてる

分が思ったところで「ストップ！」をかけ、その鈴を誰が持っているのかを当てるというゲームだ。

周りの人はもちろん鈴を手で隠しているし、悟られないようにしている。ゲーム性を高めるために、鈴を回すときにヒモや鈴の音色を消すかのようにガヤガヤと話をしたり、声を上げて邪魔をする人もいる。いずれも聴覚と方向感覚の訓練なのだが、楽しいゲームとなる。

固有受容感覚ゲーム

固有受容感覚とは、筋肉を使うときや関節の曲げ伸ばしによって生じる感覚のことである（一二ページ参照）。感知するセンサーが身体内部の深いところにあるので「深部感覚」とも言われており、身体の内部からの情報を脳に伝えている。たとえば、立っているだけでも足の裏、膝、股関節などから体重のかけ方や力の入れ具合といった情報が脳に送られている。重い荷物を持つときでも、どれくらいの力を出せばよいのかが筋肉などから伝えられている。

この固有受容感覚を養うためのゲームとして、以下のようなものがある。

重さと大きさの違うボールを三個ほど用意する。ビーチボール、野球のボール、ピンポン玉、あるいはスカーフやティッシュを丸めたボールなどだ。六人ぐらいのスタッフに円陣を組んで立ってもらい、まず三人がそれぞれのボールを持つ。それをほかの人に向かって同時に投げてもらうのだが、受け取った人は、そのボールをすぐにほかの人に投げ返すというゲームである。

みんなが受け取れるようにこれを何回か繰り返し行っていくのだが、慣れてくると、重さや大きさの違うボールを、無意識のうちに筋肉や関節を動かし、瞬時に判断してそれぞれのボールを受け取ることができるようになる。球技に親しんでいる人であれば何でもないことだが、障がいのある人にとっては訓練となるゲームである。

もう一つは、二つの空の牛乳箱を用意し、その中に鉄くずか砂を詰めて、どちらが重いかを当てるというゲームだ。二つには、二〇〇グラム程度の差をつけておくことがポイントとなる。差が大きすぎるとすぐに分かるので、ゲームにならない。二つの牛乳箱を、交互あるいは両手に持ってもらい、どちらが重いかを当ててもらうわけだが、固有受容感覚の能力がすぐれていれば難なく当てることができる。

嗅覚ゲーム

小さなヤクルトの容器などをいくつか用意して、それぞれに匂いの出るものを入れておく。コーヒー、チョコレート、カレー、シソ、ラベンダー、茶葉などがいいだろう。外から見えないようにテープなどで貼ってビンを隠し、蓋の代わりにガーゼなどを当てて香りが嗅げるようにしておく。スタッフに嗅いでもらい、中身が何かを当ててもらう。嗅覚の訓練になる。

図地感覚ゲーム

これは、図形認識能力を養うものである。透明な空き瓶に、ペットボトルの蓋やポップコーンにするコーン、大豆あるいはビー玉などを入れておく。ビー玉などには、ゴルフボールを一個入れておけばさらに面白くなる。目で見るだけで、中にいくつのビー玉があるかを当ててもらうゲームだ。ビー玉の数を当ててくださいと言っているのに、ゴルフボールも含めて数える人がいるから面白い。

言葉を察知する能力もさることながら、見えない所にあるビー玉を数えなければならないので、図地感覚を養うのにはよい。

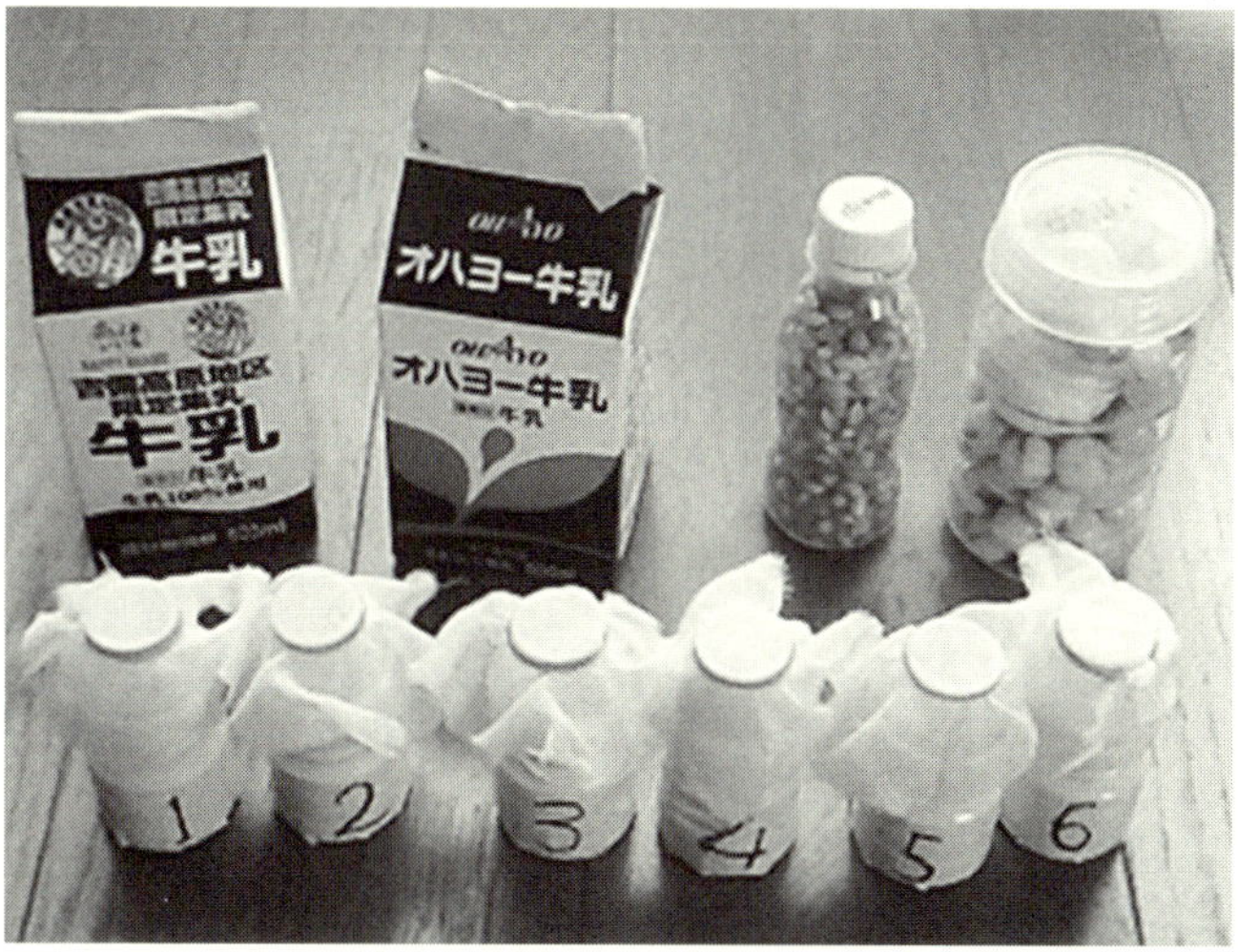

ハンドメイドのゲーム道具サンプル

触覚ゲーム

牛乳の空箱に、スパゲティー、ゆで卵、毛糸、小麦粉、お米、ゼリー（プリン）などを入れて、外側から見えないようにして、指先だけを入れて中身に触ってもらって何かを言い当てるというゲームだ。テレビのバラエティー番組などで見るように、中身が見えない分、スタッフは恐る恐る触っていくことになる。

もう一つ紹介しておこう。目隠しをしている一人のスタッフの服に、ほかのスタッフが持っている五個の安全ピンを付ける。その場合、付ける場所を悟られないようにするのがコツである。目隠しをしている人は、その安全ピンを手探りで見つけて外していくのだが、手で外せない背中などの場合は、ある場所が分かれば合格とする。触覚訓練や身体認知にもなる。

身体模倣、身体認知ゲーム

三人ずつに分かれて、二つのチームを組む。一方のチームの三人が、それぞれ違った格好をする。立っているだけ、腕組みをする、片手を上げて片方の手を隣の人の肩に乗せる、足を組む、といったように銅像のような恰好をしてもらう。

それを、残りの三人が見て、そっくりの格好をするのだ。あるいは、三〇秒だけしっかり見て記憶し、その格好を再現するというのもいい。デジタルカメラなどで写真を撮って、あとで比べてみるのも面白いだろう。とくに発達障がい者のなかには、人の真似をして体操をするなどということが苦手な人が多いので、面白い訓練となる。

多種にわたる感覚ゲーム

床に、ゴミ箱、ペットボトル、バッグ、リュックサック、筆箱など、形や高さの違う身近なものを数個乱雑に置いておく。まず、それを三〇秒ほど見てもらって、ぶつかることなく歩いて反対側に行くコースを記憶してもらう。その後、目隠しをした状態でその道筋を歩けるかどうかを競うというゲームだ。周りのスタッフが、右前に足を一歩とか、高く足を上げて左へ一歩などと、リードしてもいいだろう。

あるいは、直線上に置かれたものの上を歩いてもらって、その動作を記憶したあとに目隠しをして同じ所を歩いてもらうという楽しみ方もある。意地悪な人がいると、目隠しをした時点で前にあるものをすべて取り払ったりもする。歩く人には分からないので、足を上げて歩いている姿を見るだけでも楽しい。

これは、記憶力、集中力、空間感覚、方向感覚など多種の感覚機能を訓練するゲームである。いずれにせよ、感覚を実体験するための訓練をゲーム感覚でやれるので非常に面白い。まずはスタッフが試したうえで、利用者にすすめていただきたい。

ここでは、空間感覚とか身体認知とかといった代表的なものを挙げているが、それらすべてが脳に通じる感覚なので、同時にその他の感覚に対する訓練も必要となる。もっと面白い感覚ゲームを紹介するとなると、一冊の本が書けるぐらいある。

とにかく、このような実体験をすることによって、普段何気なく利用している自分の感覚能力を改めて認識することになる。スタッフにも、得意とするものと、逆に不得意な能力があるだろう。それを認識することによって、初めて訓練の意味がある。ただすればよい、ということではないのだ。

健常者は、これらの能力を何気なく学習して獲得していくわけだが、それらを自らできない人たちは何らかの機能障がいをもっているのだ。それだけに、スヌーズレンという環境設定された部屋が有効に利用されることを願っている。

利用者の声

さて次は、障がい（脳性麻痺）のあるお子さんをもつ母親たちからのメッセージの紹介である。六人の方にご登場いただくが、それぞれスヌーズレンに対する感想を述べられている。紹介した私にとっても励みとなる言葉である。

「スヌーズレンってなぁ〜んだ⁇」（堅田雅子さん・ゆうやんのお母さん）

わが子のゆうやんがスヌーズレンに出合ってから、聴覚過敏が緩和し、睡眠障害が減り、今ではスヌーズレン以外の日でも昼寝ができるようになりました。そして、今のゆうやんにとってのスヌーズレンは、人生相談をする時間になっているようです。自分のありったけの想いを吐き出して、場と時間を共有している支援者に共感をしてもらうことで達成感を味わい、次の活力にしているようです。その姿を見て、私はとてもうらやましく思います。私にも、そんな時間と共感者が欲しいな……と。

障がいのある身で、いろいろな制約があるために生き難いと思うのは、健常者の勝手な見方なのでしょうね。障がいのある身ながら、自分を確立していく手段にスヌーズレンの場を活用している気がします。これから先も、このスヌーズレンは何かを生み出してくれるようで、期待しています。

スヌーズレンを続けて（大田美子さん・拓実君のお母さん）

次男の拓実は感情表現が下手で、近しい人には分かっても、初めて接する人は楽しんでいるのか、嫌なのかなどの気持ちを読み取るのが難しいようです。しかし、なぜかスヌーズレンのあとには笑顔が出ることが多く、誰が見ても楽しんだということが分かります。これはスヌーズレンをはじめたころから現れた変化で、今でも変わらずに楽しめているようです。しかし、不思議なことに、楽しんだからといって疲れた様子は見せません。

月に一度、土曜日の午後一時間の参加ですが、一週間の疲れが出たために寝て過ごすことが多い土曜日に、スヌーズレンがあると聞いた途端元気が出るようです。これには親もびっくりしています。

部屋の中には、スタッフの方と本人が入ります。お気に入りは、はじめたころから変わらずバブルユニットで、見るのはもちろん、触れることで振動も感じているようです。また、鏡に映るっている自分の姿をじっと見たりすることもあるようで、自分なりの楽しみ方をしているようです。導入にプロジェクターなどから入ることもあるようですが、バブルユニットのほうをじっと見て、付けてほしいという意志を示すこともたびたびあるそうです。

途中で寝てしまい、起きたときに「もう終わりなの？」という表情をすることもあると聞きます。一時間の間、五感を刺激されながらもリラックスし、時間の感覚がない息子ですが、曲の違いによって終了時間を感じ取ることがこの日だけはできるようです。

スヌーズレンをはじめたからといってあまり変化があったようには見えない拓実ですが、本人にとってはリラックスできる貴重な時間であり、これからも月に一度のこの時間を楽しんで過ごすことだけはまちがいないでしょう。

癒しのスヌーズレン（二三歳になる障がい者をもつ天艸美由紀さん）

身体障がいと知的障がいのある二三歳の息子がいます。発語はなく、簡単な手話、ジェスチャーでコミュニケーションをとっています。スヌーズレンを利用する前日、「明日はスヌーズレン」とジェスチャーで教えてくれます。とても楽しみにしているようです。

息子のスヌーズレン利用は、スタッフと一対一で本を見たり、ゲームをしたりして過ごします。利用後、タブレットで撮った写真を見せてもらったのですが、そこにはリラックスした笑顔が写っていました。月一回のスヌーズレン、息子にとっては癒しの場所のようです。

スヌーズレンに出会って（谷村克恵さん・恵美さんのお母さん）

言葉では表現することができず、表情で読みとれるだけの感情が少ないわが子にとって、月に一度のスヌーズレン利用は確実に「うれしそうだ」と言える場所です。

穏やかな雰囲気で迎え入れてくれるスヌーズレンは、日頃ではなかなか見つけることができない好きな光・音・映像を見つけられるステキな場所となっています。泡と光を真剣な眼差しで見つめたり、動きを目で追ったり、身体が柔らかくなり、力が抜けてあくびをしたりと、さまざまな様子を見せてくれます。

安らぎの時間が日常のストレスを緩和して、明日への元気につながると思います。月に一回の利用を楽しみにしています。

一年間、月一回のスヌーズレンを体験しました（山本稔子さん・愛衣佳ちゃんのお母さん）

日頃、わいわいくらぶで点滅するひかりを楽しむ時間がありますが、動く光と静かな音楽でリラックスしてウトウトと気持ちよくなって眠るのかな……と思っていました。付き添っている私は気持ちよくリラックスでき、ウトウトとなっていましたが、当の本人はずっと楽しそうに笑っていました。
　スヌーズレンの時間が終わってそのまま家でゆっくりできたら、また何か変化が見られたかもしれませんが、ゆっくりする時間とれず、バタバタと慌ただしい日常に戻る感じだったので変化は分かりませんでした。でも、楽しい時間にはなっていました。

スヌーズレンの感想（匿名希望）

　聴覚過敏があるわが子にとって、苦手な音を取り除くことはできません。スヌーズレン部屋での外的音のない空間は、心地よいし、部屋に置かれた道具で感覚刺激も楽しんでいるように思います。
　一時間後に出てきたときのすっきりした顔を見ると、リフレッシュしているのだと思います。

ボクは忙しいです！（富永涼君の言葉をお母さんが代筆）

赤ちゃんのときから、ボクはずっと忙しかったです。ほとんど毎日、病院での受診やリハビリ訓練・療育のため出かけます。まだ寝ていたいなあ、もう少しごはんをたべたいな、今日はのんびりしていたいなとか思うときもあるけれど、予約時間に間に合うように、慌ただしく身支度をして母の運転する車に乗せられます。

そんな折、「スヌーズレン」に出合いました。一〇年前のことです。外国生まれのスヌーズレンについて、初めはよく分からなかったのですが、スヤスヤ〜・くんくん〜の表現がとても魅力的で、「寝てもいい、好きなようにしていていいし、評価されない！」と聞き、うれしく思いました。いつも、頑張れ頑張れ、寝ないで頑張れと言われ続けてきたから。

実際、ホワイトルームに入ると、アロマのいい香りがし、オルゴールのゆっくりとした音色と、海底でふわふわ揺られているような泡の音、そして、うっすら暗い中に灯る赤や黄色の明かり〜ボクの好きな物ばかりに囲まれて心地よくなります。寝てしまいそう、いいんだよねー。

癒しとかリラクゼーションの言葉が出はじめ、それは、健常な人たちだけにもてる時間・空間だと思っていましたが、ボクたち障がいのある者にももてるし、むしろ必要だと思います。これからも、生活の一コマにスヌーズレンを取り入れたいと思います。

赤ちゃんの誕生を待つということは、両親の期待と不安は非常に大きなものである。「五体満

足に生まれてくれ」と祈りながら、健常児が生まれて初めてほっとするのかもしれない。一方、障がいをもって生まれてくると、「なぜ、私の子どもが……」、「何とかならないか……」などと思いながら、人生の目的地を定めることができずに両親はその後の生活を続けていくことになる。このような状況は障がい児をもって初めて分かることで、第三者には、その心情を計り知ることはできない。

言うまでもなく、事故や病気が理由で、成長過程において障がいを抱えるということもある。また、家族の一人が成人になってから障がい者となり、家族全員が人生に絶望するというケースもあろう。その結果、これら家族には「介護」という単語が突如加わることになる。遠い将来、高齢になれば考えざるをえないこと、と思っていたことが急に現実化するわけである。

とくに日本の場合、「介護」という負担が家族の一人に集中する場合が多い。誰が決めるともなく、ある一人が「介護」の専任となってしまう。そしてその一人は、物理的な面だけでなく精神面においても無理を強いられることになる。その結果は言うまでもないだろう。

ここで注意して欲しいのは、障がい者（児）のことである。意思表示ができる場合はまだよいが、ここで紹介した障がい児のように、それがはっきりとできない場合もある。機械的なやり方だけで介護をするとなると、介護者だけでなく障がい者（児）にもよい影響を与えないということを忘れないでいただきたい。

これら両者に癒しの空間と安堵感を与えることができたら、どんなに嬉しいことだろうか。本書で紹介してきたスヌーズレンという簡単な環境を設定することで、彼らだけの特別な空間を創造することができるのだ。専門のスタッフはもちろん、介護をする家族が演出できる空間でもある。利用者、つまり障がい者（児）のことを一番知っている人が、ベストとなるスヌーズレンルームをつくることができるのかもしれない。

ここで紹介した声のように、スヌーズレンを利用したからといって、すぐにその効果が現れるわけではない。しかし、「普段より表情が柔らかくなった」「視線が動いた」「光を見つめた」といったような変化を目にしたという事実がある。スヌーズレンを利用する意味、またその効果は、これらの言葉によって証明されていると確信している。

おわりに

スヌーズレンは、本書で紹介したように日本でも浸透し拡大している。その事実が、本書を通して理解されたことだろう。健常者も障がい者も、スヌーズレンというさまざまな形で自ら楽しめる空間があれば、さらに感覚能力を養うことができ、人生にも潤いが出てくるのではないだろうか。とくに、重症心身障がい者の人たちが、少しの間でも何らかの楽しい刺激のある時間を自立して費やせるということは、人道的にも喜ばしいことではないかと考えている。

とはいえ、「スヌーズレンは単なる遊戯室で、メソードとしてはいかがわしい……」という強烈な批判を先日受けた。スヌーズレンを治療メソードとして受け取っているから、その効果が数字で測れないための批判であると思う。

スヌーズレンは、あくまでも環境を利用者に適合させていくものである。ただし、そこにはその部屋なりの利用価値がセッティングがなされていなければならない。そして、そこで過ごすことによって自らが楽しみながら訓練ができるのである。何が訓練だと言われるかもしれないが、すべてのスヌーズレンルームの活動にはちゃんと意味があって、活動自体に目標とともに達成するためのプロセスが計画されているということである。

以下に挙げた活動分析を見ていただければ、多少なりとも理解していただけるかもしれない。

• ボールプールへ入るために足を上げてクッションの淵をまたぎ、中へ座る。その座り方が、どっさりと落ちるように座るのか静かに座るのかで、筋肉のコントロール能力を判断する。

• 足を上げる、またぐという運動には、さまざまな筋肉や関節の利用が必須となる。理学的、作業的に言えば、腸腰筋、大腿四頭筋、前脛骨筋、大臀筋、中臀筋、大腿二頭筋、下腿三頭筋、股関節、膝関節などである。しかし、片足を上げるということは身体のバランスが崩れる場合があるので、手で身体を支えなければならない。とすると、上腕二頭筋、上腕三頭筋、円回内筋、肘関節、手首関節……とさまざまな筋肉を必要とする。つまり、一つの行動をするだけでも何種類かの筋力と柔軟な関節を必要とするということである。

発達障がい者や身体障がい者には低筋力や麻痺性の傾向が見られることから、必要な筋力をフルに活用することはできない。だからこそ、楽しい遊びとともにこれらの筋力をつける環境が必要となる。

• 身体のバランスが崩れるということは、感覚のなかの固有受容感覚や前庭感覚（一二ページから参照）も活動しなければならない。健常者には簡単に処理できることであっても、何らかの機能障がいがあればこれも難しい。だからこそ、ボールプールなどでバランス訓練をする必要が出てくる。

- バランスが崩れた場合に出る反射神経には、身体を保護するパラシュート反射がある。これも、咄嗟に反応できるようにならなければならない。ボールプールであれば、ケガをすることなく、意図的に転びながら訓練が可能となる。
- 筋力とバランスの訓練だけではない。たくさんのボールが身体の至る所に触れることで皮膚感覚に刺激を与えることになる。これによって、自らの全体像を感じることができるのだ。麻痺した腕や足にもボールの刺激が当たる。動けば、ボールも動き、また新しい皮膚感覚を得ることになる。
- ボールが動けば、それが擦れ合う音や転がる音が生じる。その方向を聴覚が捉えることになる。
- さまざまな色のボールは目を刺激する。
- ボールを手に取る、投げるという衝動を誘発される。それに必要とされる筋力や関節の柔らかさが鍛えられる。
- ボールを投げるだけで、タイミング、速さ、方向など、筋力コントロールが必要となる。ここにも、運動や感覚訓練の要素がふんだんにある。
- 立ち上がろうとしてバランスを失うこともあるが、それによって体幹の異なった筋力訓練をすることになる。

・ボールプールを共有する人がいればコミュニケーションが生まれ、言語訓練にもなるだけでなく社会性の訓練にもなる。

このように、部屋の中におけるボールプールの位置、周囲の刺激など、空間認知に必要な感覚刺激や運動訓練のことを考えて、作業療法士やスタッフは活動分析を行っている。一見すると横で見守っているだけのように見えるかもしれないが、頭の中ではさまざまなことを考えて環境セッティングを行っているのだ。もちろん、そのバリエーションも多様なものとなっている。利用者によって、目標とされることが違うからである。

プロとして、以上のような分析を詳細にすることもできるが、本書では必要ないだろう。というのも、スヌーズレンは訓練指導をする場だけではないので、環境設定さえすれば単純に楽しんでもいいからだ。ただ、サポートされる方々には、これらのことを少しでも分かって欲しいと思っている。それゆえ、「スヌーズレンは決して単なる遊戯室ではない！」ということだけは強く訴えたい。その活動にはちゃんとした意図があり、到達すべき目標があるのだ。利用者の個別支援計画をしっかりと立てて、スヌーズレンを楽しんでほしいと思っている。

二〇一五年の夏、岡山県倉敷市にある障がい者支援施設「あしたば」(1)にスヌーズレンを導入しようとして私は活動を開始した。主に重度発達障がい者五〇人が居住しており、施設としてはかなり大きい所である。この施設を運営しているのは、一九五七年に設立された「社会福祉法人クムレ」（設立当初の名称は「社会福祉法人光明会」）である。約六〇年という長い歴史を誇るクムレは「小ざくら保育園」の開園からスタートし、現在、「子育て支援事業」「発達支援事業」「自立支援事業」を柱として二三の事業所を展開している。

現在の理事長である賎前民男氏から全面的なバックアップを受けた私は、施設の目標となっている「ハビリテーション・尊厳・自立」に

（1）　一九九三年四月に開設。住所：〒701-0104　岡山県倉敷市山地１７３０－１　TEL：086-463-0770

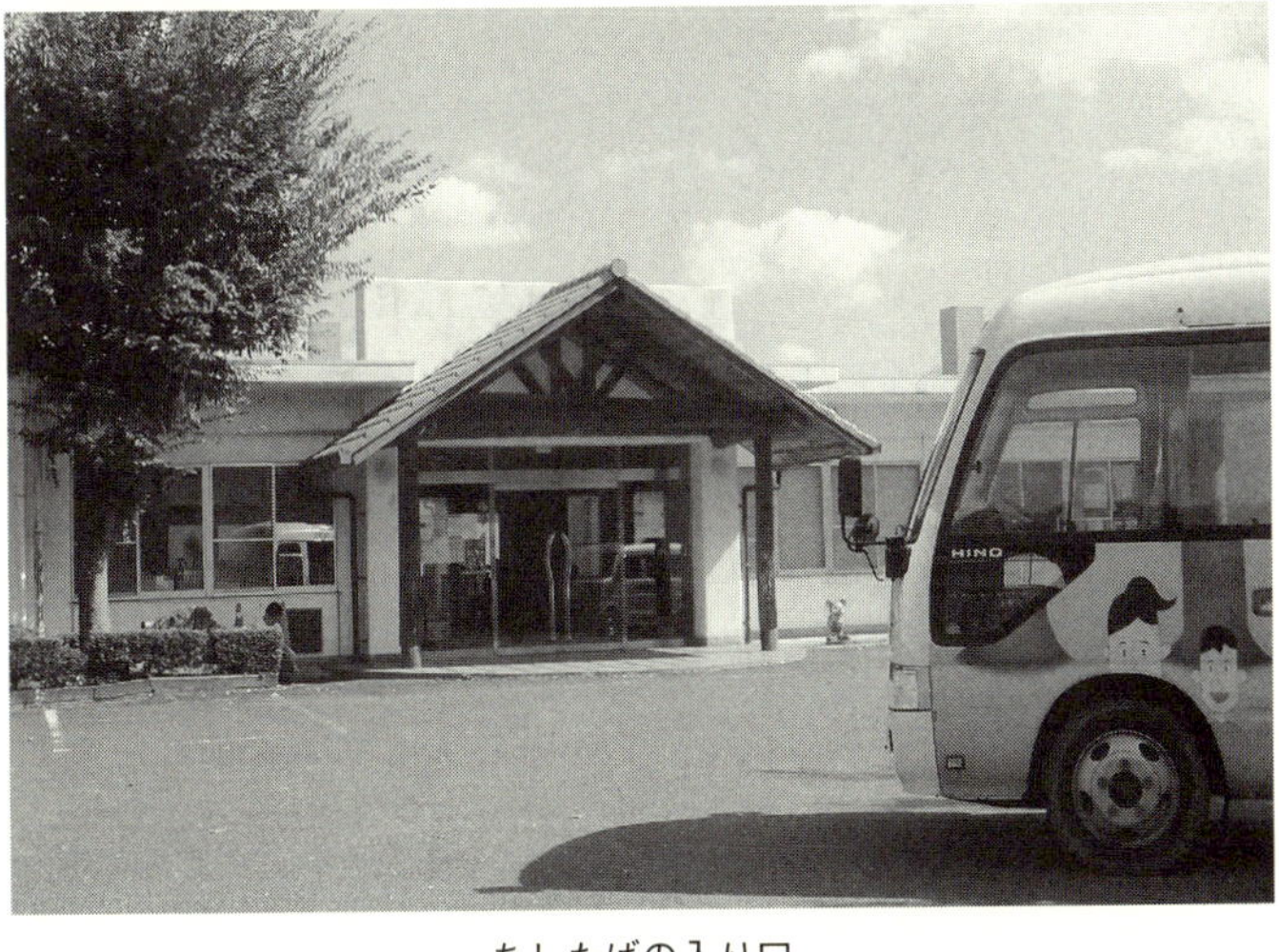

あしたばの入り口

沿うスヌーズレンマインドを職員に伝え、利用者の自立を目指したコンサルテーションを進めている。

スヌーズレンという言葉を初めて聞いた職員らにも、感覚の体験がいかに個人の成長に影響するかをグループワークなどで実体験してもらっている。少しずつ、少しずつではあるが、スヌーズレンを通じて環境の大切さを理解してもらい、利用者とともに活動を重視した楽しい、またリラックスできる場を創造し、共有していきたいと願っている。同時に、ご家族に対しても「ハビリテーション・尊厳・自立」という考え方を説き、協力を仰ぎながら、支援の方向性を転換していくよう私も職員とともに努力している。

もちろん、すぐに完結することはないだろう。しかし、数年のちには、これまで以上に施設という枠を越えて地域社会に溶け込んだすぐれた施設になるのではないかと期待に胸を膨らませている。利用者にとっても、職員にとっても、この空間で過ごしたいという施設を目指している姿を見ていると、そのビジョンの大きさがあつく伝わってくる。そして、次の機会があれば、「あしたば」におけるスヌーズレンの利用状況などを詳しく書きたいとも思っている。

少しでも多くの人にスヌーズレンを知ってもらいたいという気持ちから、たくさんの人の協力を得て日本のスヌーズレンをこのような形にして紹介できたことを本当に感謝している。株式会社新評論の武市一幸さんには、いつもこれは書きたい、あれを紹介したいという私のわがままな思いかなえていただき、これまでに六冊の本を上梓することができた。この場をお借りして、御礼を申し上げたい。そして、いつも応援してくださっている友人知人のみなさま、今回快くインタビューや写真提供にご協力いただいた各施設・企業の方々に改めて御礼を申し上げたい。

また、スヌーズレンをより普及したいと日夜頑張っているみなさま、障がいをもっている方々とその家族の方々、私も心から応援しているので、「今後も、ともに頑張りましょう！」とお伝えしたい。そして、最後にもう一度、

「難しく考えなくても、資格がなくても今すぐにあなたはスヌーズレンを利用することできる！」

と言わせていただきたい。

二〇一六年　一月

河本佳子

参考文献一覧

・David Brown（2013）*Sinnenas samspel*, Specialpedagogiska skolmyndigheten, www.spsm.se.
・Pia Wallenkrans（1997）*Träna dina sinnen*, Bokverkstan Förlag.
・Åsa Harvard（2009）Mikael Jensen, Therese Welen, Peter Gärdenfors, Lars-Erik Berg : *Leka för att lära, utveckling, koginition och kultur*, Studenlitteratur AB,
・Aregen Trilingsgaard（2011）*Mongens A. Dalby*, John R. Östergaard : Barn som är annorlunda.Studentlitteratur AB.
・David G. Myers（2011）*Psykology*, Worth Publishers.
・Judith S. Beck（2011）*Cogntive Behavor therapy*, The Guilford Press, ISBN-10: 1609185048
・木村順監修『発達障害のある子どもの運動と感覚遊びを根気よくサポートする』日東書院、二〇一四年
・宮城音弥『新・心理学入門』岩波新書、一九九八年
・高田明和『元気な脳の育て方』ポプラ社、二〇〇一年
・秋山和夫・成田錠一・山本多喜司監修『発達心理学』北大路書房、二〇〇九年
・伊勢田亮・倉田新・野村明洋・戸田竜也『障害のある幼児の保育・教育』明治図書、二〇〇三年
・厚生労働省ホームページ、「ICF」

編著者紹介

河本　佳子（こうもと・よしこ）

1950年、岡山市生まれ。
1970年、岡山県立短期大学保育科を卒業と同時にスウェーデンに移住。
1974年、ストックホルム教育大学幼児教育科卒業。以後、マルメで障害児教育に携わる。
1992年、ルンド大学医学部脳神経科作業療法学科卒業。その他、同大学でドラマ教育学、心理学の基本単位修得。
1999年、スコーネ地方自治体より25年間勤続功労賞を授与。
マルメ大学総合病院ハビリテーリングセンターで作業療法士として2012年２月まで勤務。
現在、医療福祉コンサルタントとして活動。
著書：『スウェーデンの作業療法士』（新評論、2000年）
『スウェーデンののびのび教育』（新評論、2002年）
『スウェーデンのスヌーズレン』（新評論、2003年）
『スウェーデンの知的障害者』（新評論、2006年）
『スウェーデンにおける医療福祉の舞台裏』（新評論、2013年）
訳詩：『ヨタヨタくもさん』（Stegelands Forlag, 1981）。
共著："*Surgery of the spastic hand in Cerebral Palsy*"
The journal of Hand Surgery British and European,1998.

スヌーズレンを利用しよう！
—資格がなくても簡単にできる—　　（検印廃止）

2016年２月25日　初版第１刷発行

編著者　河　本　佳　子
発行者　武　市　一　幸

発行所　株式会社　新　評　論

〒169-0051
東京都新宿区西早稲田３-16-28
http://www.shinhyoron.co.jp
電話　03(3202)7391
FAX　03(3202)5832
振替・00160-1-113487

落丁・乱丁はお取り替えします。
定価はカバーに表示してあります。

印　刷　フォレスト
製　本　松　岳　社
装　丁　山田英春
イラスト・写真　河本佳子
（但し書きのあるもの、および取材対象者のものは除く）

Printed in Japan
ISBN978-4-7948-1030-4

新評論　好評既刊　河本佳子の本

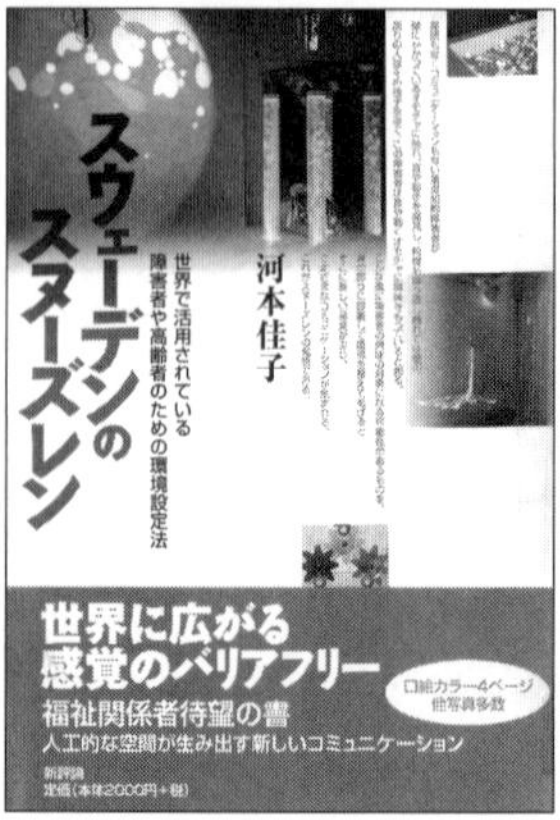

河本佳子

スウェーデンのスヌーズレン

世界で活用されている

障害者や高齢者のための環境設定法

福祉先進国発、刺激を与えることで感覚受理能力を高める新しいコミュニケーション手法を詳しく紹介。福祉関係者待望の書！

［四六上製　208頁　2000円　ISBN4-7948-0600-0］

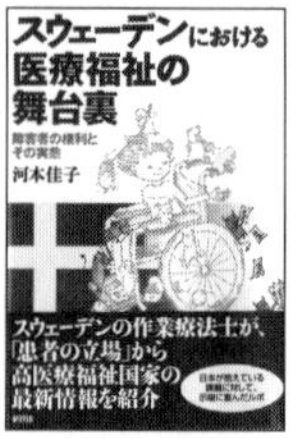

河本佳子

スウェーデンにおける医療福祉の舞台裏　障害者の権利とその実態

スウェーデン在住40年余・職歴38年の著者が、久々の「患者の立場」から医療福祉の最新事情を紹介！日本の課題への示唆に満ちたルポ。

［四六上製　232頁　2000円　ISBN 978-4-7948-0926-1］

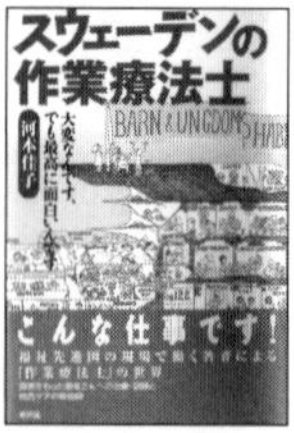

河本佳子

スウェーデンの作業療法士

大変なんです、でも最高に面白いんです

“自由と平等の国”で働ける楽しさと苦労の数々。「作業療法士」の仕事を福祉先進国の現場から生き生きとレポートするロングセラー。

［四六上製　256頁　2000円　ISBN4-7948-0475-X］

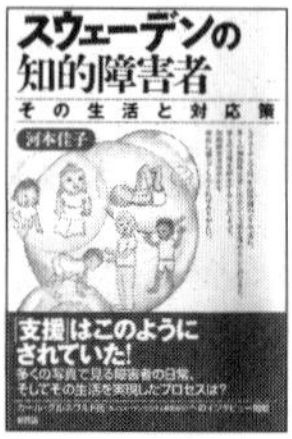

河本佳子

スウェーデンの知的障害者

その生活と対応策

すべての人が社会参加できる環境を整えてきた高福祉国スウェーデン。「共存社会」に生きる障害者の人々の生活と支援策の実例を紹介。

［四六上製　252頁　2000円　ISBN4-7948-0696-5］

表示価格は本体価格（税抜）です。